Inhaltsverzeichnis

Der optimale Weg zu einem gesunden Darm und Gehirn

21 neue darm-, zell- und krebsschützende Kochrezepte

Vorwort

Dieses neuzeitlich-ernährungsphysiologische Buch und Nachschlagewerk soll ein vielseitiger Ratgeber für gesundheitsbewußte und kranke Menschen sowie fortschrittlich orientierte Therapeuten sein, die eine stoffwechsel- und symbiosefreundliche Ernährung, ständige Regeneration der Körper- und Gehirnzellen sowie das stete Bemühen um ein gutes seelisches Verhalten als eine erstrebenswerte sinnvolle Einheit (Ganzheit) erkennen. Deshalb sollte das vorliegende Buch als wahre Gesundheitsquelle seinen festen Platz in der Heil- und Ernährungskunde sowie in der bewußten Küche haben. Denn dies sind zwei Orte, an denen größtenteils die Entscheidung über Gesundheit oder (weitere) Krankheit gefällt wird.

Der neue Zeitgeist fordert vom Menschen immer deutlicher, seine wertvolle Lebenszeit, Energie und persönlichen Interessen in verstärktem Maße dem wirklich Wesentlichen im Leben zu widmen. Wer sich täglich mit Freude und mehr Selbstverantwortung darum bemüht, im Einklang mit der Natur und ihren Gesetzen zu leben, kann auch bis ins hohe Alter gesund, vital und glücklich bleiben und unter günstigen Voraussetzungen 90 bis 100 Jahre und älter werden.

Nachfolgende Kapitel zeigen dem fortschrittlich orientierten Leser Schritt für Schritt den sicheren Weg zu einer natur- und schöpfungsgesetzlich optimalen Ernährungs- und Lebensweise auf. Sie öffnen ihm das Tor zu völlig neuen Dimensionen in der zukünftigen Gesundheits- und Ernährungslehre.

Herzlichen Dank allen Freunden und Mitwirkenden, die wesentlich dazu beigetragen haben, daß dieses Buch in der vorliegenden Form erscheinen konnte.

Christian Wilhelm Echter

Neue Dimensionen in der Gesundheits- und Ernährungs- forschung

Der sichere Schlüssel zur Gesundheit im Zellenstaat Körper

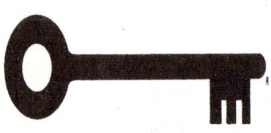 Körperliche Gesundheit, seelische Ausgeglichenheit und Lebensfreude sind das wichtigste Fundament im Leben des Menschen. Denn erst dadurch ist er imstande, seine vielfältigen Aufgaben und Lebensziele optimal zu erfüllen bzw. zu bewältigen. Die wertvolle Ernährung stellt deshalb - neben der ausgeglichenen seelischen Verfassung - den wichtigsten Faktor dar, um den Zellenstaat Körper und das Gehirn länger jung, vital und leistungsfähig zu erhalten gemäß dem Grundsatz: Wer seinem Körper das Beste gibt, wird von diesem wieder mit dem Besten belohnt.

Ein wesentlicher Anhaltspunkt bei der Beurteilung, ob eine Ernährung gesundheitsfördernd oder auf Dauer krankheitserzeugend wirkt, ist der Zellstoffwechsel. Er ist maßgeblich an fast allen hochkomplizierten biochemischen und bioenergetischen Funktionsabläufen im gesamten Organismus beteiligt. Durch eine optimale Kostform wird dieser wichtige Indikator zunehmend positiv beeinflußt und fördert bis ins hohe Alter Gesundheit und Wohlergehen in reichem Maße. Eine naturwidrige und denaturierte Nahrung dagegen belastet den Stoffwechsel sehr und führt nachhaltig zu Störungen und Schäden an Zellen, Geweben, Organen und Organsystemen.

Die Mißachtung der naturgesetzlichen Ordnung in der täglichen Ernährung stört somit die Harmonie im Körper und Gehirn empfindlich. Dies ist auf Dauer der sichere Weg zu Krankheit, Leid und vorzeitigem Altern. Um die lebenswichtige Stellung des menschlichen Gehirns als die geniale und entscheidende Befehls-, Steuer- und Kommandozentrale für den gesamten Organismus klar herauszustellen, wird in den folgenden Kapiteln immer wieder von "Körper und Gehirn" gesprochen.

Gesundheit kann man sich nicht einfach kaufen, sondern dieses wertvolle Gut muß man sich durch bewußtes und richtiges Verhalten auf dem Gebiet der stoffwechselfreundlichen Ernährung und der persönlichen Lebensführung verdienen. Deshalb haben auch jede Krankheit und jedes Problem im Leben einen tiefen Sinn, den es zu erkennen gilt. Aus diesem Grunde sollte sich der Mensch bemühen, für seinen Körper, der ja eine anvertraute Gabe Gottes ist, mehr Selbstverantwortung zu übernehmen. Ist er so demütig und erkennt die wichtigen Zeichen einer Krankheit als eine wertvolle Hilfe und bemüht sich um eine

Lebenskorrektur im positiven Sinne, so wird er Schritt für Schritt mit Gesundheit und Wohlergehen belohnt.

Eine vollwertige, vitalstoffreiche und symbiosefreundliche Ernährung ist der sichere Schlüssel, um dieses lohnende Ziel zu erreichen. Sie allein hat aufgrund ihrer natürlichen Ordnung Zugang zu den hochkomplizierten Körpersystemen mit ihren ca. 90 Billionen Zellen. Nur wenn dieser naturgesetzliche Schlüssel optimal paßt, wird der Gesundheitsprozeß beständig bis ins hohe Alter gefördert. Die Bausteine des gesamten Organismus benötigen ständig alle wesentlichen Vitalstoffe und Biokatalysatoren in einer hochwertigen Qualität, wenn sie ihre Aufgaben zuverlässig und präzise erfüllen sollen. Bei einer denaturierten, stoffwechselschädlichen und damit krankmachenden Nahrung ist dieser Schlüssel zu disharmonisch. Er paßt nicht und fördert daher das Ungleichgewicht mit allen negativen Auswirkungen im Körper. In der Folge schleichen sich Störungen und Fehlregulationen im Stoffwechselgeschehen ein. So kommt der Krankheitsprozeß ins Rollen, lange bevor es der Mensch sieht und spürbar erkennt. Nur eine naturgesetzlich optimal abgestimmte Ernährung fördert präzise und auf Dauer alle Funktionsabläufe im Zellsystem zum Wohle des ganzen Menschen.

Doch welche Kostform ist so wertvoll, daß sie diese hohen Anforderungen erfüllen kann? Gesundheitsbewußte und kranke Menschen sowie ganzheitlich denkende Ärzte, Heilpraktiker und Ernährungstherapeuten stellen sich diese entscheidende Frage immer wieder.

Die Antwort darauf ist: Eine möglichst naturbelassene, abwechslungsreiche und vollwertige Kost, die nach den Gesetzen der Ordnung und Harmonie im Verdauungssystem zusammengestellt ist (Näheres in den folgenden Kapiteln). Diese Ernährung kann auf Dauer dem Körper alle lebenswichtigen Vital- und Aufbaustoffe in einer ausgewogenen, qualitativ hochwertigen und stoffwechselfreundlichen Form zuführen:

- wertvolle Eiweißbausteine, Enzyme und deren Vorstufen
- hochwertige Kohlenhydrate und stoffwechselfreundliche Öle
- natürliche Mineralien, Spurenelemente
- Vitamine zur Steuerung lebenswichtiger Funktionen im Organismus
- stoffwechselfreundliche Zuckerarten
- heilungsfördernde Flüssigkeiten
- seltene Intelligenzmetalle für Gehirn und Drüsensystem
- lebenswichtige rote, grüne und gelbe Pflanzenfarbstoffe (Anthozyane, Chlorophylle und Xanthophylle)
- Farb- und Energieschwingungen aus Sonne, Erde und Meer.

Die wichtigsten Speicher und Vermittler dieser lebensnotwendigen Vitalstoffe und Energieträger für den Organismus sind vor allem:

> Gemüse roh und schonend gedünstet, milchsaures Gemüse, grüne Blattsalate, Obst, Früchte, verschiedene Getreidearten wie Gerste, Reis, Hirse, Buchweizen, Hafer, Dinkel, Weizen, vitalstoffreiche Keimlinge, hochwertige Pflanzenöle, in Maßen spezielle Milch- und Sauermilchprodukte mit darmfreundlichen Mikroorganismen, Pflanzenmilch, Gemüsesäfte, milchsaure Gemüsesäfte, grüne Kräutergetränke, Nüsse aus frischer Ernte, verdauungsfreundlich zubereitete Hülsenfrüchte wie Erbsen, weiße Bohnen, grüne Schnittbohnen, Kichererbsen, reines Quell- und Heilwasser ohne Kohlensäure, Gewürze und Heilkräuter, natürliche Nahrungsergänzungen zur Unterstützung der ständigen Zell-, Stoffwechsel- und Gehirnregeneration.

Der Garten der Schöpfung hält im wahrsten Sinne des Wortes das Reinste, Beste und Edelste für Körper, Gehirn, Nerven- und Hormonsystem bereit. Allerdings muß der Mensch seine hohe Verantwortung erkennen und es dem Organismus auch zuführen. Eine optimale Ernährung bringt Ordnung, Gleichgewicht und Harmonie in die vielfältigen Funktions- und Lebensprozesse des Körpers. Sie hat bis in das tiefste Zellgeschehen hinein einen entscheidenden Einfluß auf die Gesundheit des Menschen. Wird dem Organismus eine wertvolle und vielseitige Kostform nach Empfinden zugeführt, dann kommt es zu einer hohen biologischen Verfügbarkeit. Dies bedeutet, daß ihm dann alle nötigen Vital- und Lebensstoffe in einer ausgewogenen und ausreichenden Form vorliegen. Dies wiederum gewährleistet einen ökonomischen und wirtschaftlichen Einsatz aller Körperenergien und fördert die Präzision der Zellsysteme.

Durch eine abwechslungsreiche und harmonische Zusammensetzung der täglichen Kost schafft man die Voraussetzungen für ein optimales Darmumfeld. Dieses stellt den Nährboden für die lebenswichtigen positiven Darmbakterien dar, welche vielfältige Aufgaben im Organismus erfüllen. Sie sind maßgeblich an entscheidenden und lebenswichtigen Prozessen im gesamten Körpergeschehen beteiligt, wie z.B. an der:

- Enzym- bzw. Fermentproduktion
- Nahrungsaufspaltung und Auswertung
- Kodierung der Nahrungsteilchen, damit diese ihre Bestimmungszellen präzise erreichen
- Stärkung des Immunsystems
- Unterstützung der gesamten Harmonie im Verdauungssystem
- präzisen Funktionsfähigkeit des Gehirns.

Dies sind nur einige der vielen Aufgaben, die diese selbstlosen Arbeiter für die Erhaltung des Lebens im Körper und Gehirn erfüllen, und zugleich wesentliche Voraussetzungen, um den Stoffwechsel und die Auswertung der Nahrung erheblich zu präzisieren.

Eine optimale Entgiftung des gesamten Organismus ist eine weitere positive Folge. Das Bindegewebe und die Gelenke müssen nun nicht mehr als Deponie von zugeführten Schlacken dienen. Störende Blockaden werden im Körper aufgelöst, so daß enorm viel Energie eingespart wird. Diese kann so für andere wichtige Aufbau- und Regenerationsprozesse, wie z.b. für Gehirn, Zellen, Haut- und Bindegewebe, eingesetzt werden.

Einen bedeutenden positiven Einfluß erfährt das entscheidende Hormon- und Drüsensystem. Auch der komplizierte Verdauungsapparat mit den wichtigen Drüsen von Magen, Darm, Leber und Pankreas wird dadurch nachhaltig unterstützt. So kommt es zu einer ausgewogenen Stimulation der Körpersäfte. Vorausgesetzt, die zugeführte Nahrung wird langsam und bewußt im Munde gekaut und eingespeichelt.

Wenn sich der Mensch um diesen wichtigen Schlüssel der gesunden und stoffwechselfreundlichen Ernährung bemüht, machen sich derart segensreiche Auswirkungen im gesamten Organismus bemerkbar. Somit unterstützt man enorm den gesamten Zellenstaat Körper bei der Bewältigung der vielen Billionen von Funktionen, die in jeder Sekunde des Lebens präzise in ihm ablaufen. Die tägliche Nahrung sollte daher nicht nur als Sättigungs- und Genußmittel angesehen werden. Eine derartige Betrachtungsweise würde ihre besondere Stellung und Wichtigkeit im menschlichen Leben entwerten.

Gott und die Naturgesetze schenkten dem Menschen eine sehr große und vitalstoffreiche Ernährungsvielfalt, so daß er den besonderen Wert dieser vollwertigen Naturprodukte sinnvoll für Körper, Gehirn, Nerven- und Hormonsystem nützen und diese in Dankbarkeit als Lebens- und Heilmittel weise anwenden kann, damit es den Menschen, die sich täglich mit Freude um eine wertvolle Ernährung und ein gutes persönliches Verhalten bemühen, wohlergehe auf Erden.

Bei folgenden Krankheiten und Beschwerden unterstützt und harmonisiert die in diesem Buch dargestellte ganzheitliche Kostform den Heilungsprozeß:

- leichte bis schwere Stoffwechselstörungen, wie z.B. Gicht, Diabetes, Krebs
- Störung des Säure-Basengleichgewichts
- Verdauungsstörungen und Kostumstellung (siehe Sonderkapitel)

- gestörte Darmflora (durch Neuaufbau körperfreundlicher Mikroorganismen, Symbioselenkung)
- Magen-, Darm-, Leber-, Galle- und Pankreaserkrankungen
- Rheuma, Gelenks- und Bandscheibenleiden, Osteoporose, Schmerzen, Migräne
- Lymph- und Entgiftungsstörungen sowie vorzeitiges Altern durch degenerierende Zell- und Eiweißgifte
- Schwächung des Immunsystems, Infektionskrankheiten
- Haut- und Bindegewebserkrankungen, Venenleiden
- Allergien, Ekzeme, Schuppenflechte
- Durchblutungsstörungen, Arteriosklerose (durch verbesserte Fließeigenschaften von Blut und Lymphe und Verbesserung der Sauerstoffversorgung von Zellen, Geweben und Organen)
- Herz- und Nierenerkrankungen
- Elektrolytmangel
- Störungen des Gehirn- und Nervensystems, z.B. Konzentrationsmangel, Unruhe, Nervosität, Schlafstörungen etc.
- hoher und niedriger Blutdruck
- erhöhte Blutfett- und Cholesterinwerte
- Übergewicht, Cellulitis
- Hormon- und Drüsenstörungen, Klimakterium
- Zahn- und Zahnfleischerkrankungen
- seelische Disharmonie (z.B. aufgrund von starker Übersäuerung)
- bei erhöhter Strahlenbelastung (durch unterstützende Schutzkost).

Vom biologischen Gleichgewicht der Körperflüssigkeiten

Das Gleichgewicht in den Körpersäften entscheidet auf physischer Ebene maßgeblich über Krankheit oder Gesundheit. Alle lebenserhaltenden Funktionen können nur dann im Organismus präzise ablaufen, wenn in den Körperflüssigkeiten ein harmonisches Gleichgewicht zwischen Säuren und Basen vorliegt.

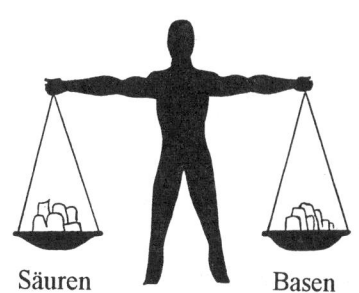

Säuren   Basen

Die Vorgänge im Zellenstaat Körper lassen sich am Beispiel eines Natursees einfach und verständlich erklären: Wenn dem See ein klares und reines Quellwasser zufließt, so ist auch der Wasserinhalt des Sees im biologischen Gleichgewicht - was unbedingt nötig ist, damit darin die vielfältigen Lebens- und Funktionsvorgänge, wie z.B. Ionisierungsprozesse, biochemische Reaktionsfähigkeiten, präzise und ohne Störung ablaufen können. Unzählige Mikroorganismen (Urformen des Lebens), Pflanzen und Kleinstlebewesen ergänzen und entwickeln sich so mit Hilfe des Sauerstoffes optimal und tragen zur biologischen Gesundheit des Organismus "Natursee" bei. Sie leben in einer harmonischen Symbiose (=gegenseitig sich fördernde, naturgesetzliche Gemeinschaft) zusammen, indem sich alles wechselseitig in gesundem Wachstum unterstützt und fördert.

In dieser naturgesetzlichen Einheit ist selbst das ablaufende Wasser für die nachfolgenden Gewässer keine Belastung. Anders ist es dagegen, wenn dem Natursee kein klares und reines, sondern verschmutztes und mit Toxinen (Giften) beladenes Wasser zufließt. Diese Flüssigkeit stört das gesunde Milieu im See und es kommt zu Veränderungen des biologischen Gleichgewichts und der biochemischen Prozesse. Dies wiederum stört als negative Auswirkung die Lebensgrundlage der positiv wirkenden Mikroorganismen, Pflanzen und Kleinstlebewesen. In diesem krankhaften Milieu entwickeln sich nach und nach vermehrt negativ wirkende Mikroben und anorganische Fäulnisbakterien, die wiederum die Pflanzen und Lebewesen schädigen. Der einst gesunde Organismus "Natursee" ist durch die denaturierte Wasserzufuhr krank geworden. Dieser Prozeß ist nur mit Geduld rückgängig zu machen, wenn dem See wieder sauberes, reines und natürliches Wasser zufließt.

Dieses Beispiel "Natursee" kann man nun auf einfache Art (selbstverständlich nur symbolisch) mit dem menschlichen Organismus vergleichen, da für ihn die gleichen Naturgesetzmäßigkeiten gelten:

Der See	Der Körper des Menschen
Der Zulauf	Mund und Speiseröhre
Das Wasser im Zulauf	Zugeführte Nahrung und Getränke
Das Wasser im See	Körperflüssigkeiten, z.B. Zwischenzell- und Gewebsflüssigkeiten, Lymphe, Speichel, Blut
Der Ablauf	Ausscheidungsorgane wie Niere, Lunge, Haut, Darm
Das Wasser im Ablauf	Urin, Schweiß, Ausatmungsluft und Stuhl

Durch die zugeführte Nahrung werden über den Stoffwechsel organische und anorganische Säuren als Endprodukte gebildet. Essig- und Milchsäure entstehen beispielsweise aus Kohlenhydraten, die toxischen Schwefel- und Phosphorsäuren durch den Abbau von Eiweißen. Ohne eine Neutralisation könnte der Organismus diese gefährlichen Säuren über die Nieren nicht ausleiten, sondern sie müßten im Körper als schädliche Substanzen und Toxine deponiert werden. Eine wertvolle Ernährung mit einem hohen Anteil an Gemüsen, Salaten, Obst usw. begünstigt durch ihren natürlichen Mineralstoffgehalt (wie Calcium, Kalium, Magnesium, Natrium und Eisen) erheblich die Neutralisation dieser Säuren. Erst dann können sie gefahrlos über die Nieren, aber auch unterstützend über Darm, Haut und Atmung ausgeschieden werden.

Die medizinische Maßeinheit für das Säure-Basen-Gleichgewicht ist der pH-Wert (potentia Hydrogenii). Er ist die Wasserstoffionen-Konzentration, die den Grad einer Säure (H-Ionen) oder Base (OH-Ionen) in einer Flüssigkeit angibt. Der Meßwert der pH-Skala reicht von 0 bis 14. Von 0 bis 6,9 zeigt sie den Säurewert an, wobei 1 sehr stark und 6,9 schwach sauer ist, und von 7,1 bis 14 in steigender Intensität den Basenwert einer Flüssigkeit. 7 ist der Neutralisationspunkt im Säure-Basen-Meßbereich.

Damit die Ionisierungsprozesse sowie biochemischen Funktions- und Regulationsmechanismen im gesamten Organismus präzise ablaufen, ist z.B. im Blut ein leicht basischer pH-Wert von ca. 7,32 bis 7,40 nötig. Das optimale Funktionsmilieu im Magensaft liegt beispielsweise bei pH 1,5, im Speichel bei pH 7,1 und im Bauchspeichel bei pH 8,8.

Wenn dem Körper durch eine wertvolle Ernährung genügend natürliche Mineralstoffe zur Verfügung stehen, werden die richtigen pH-Werte automatisch zuverlässig reguliert. Dadurch wird sowohl ein Säuren- als auch ein sehr selten auftretender Basenüberschuß ausgeglichen, so daß der Organismus nicht in bedrohliche Krankheitssituationen gerät.

Eine denaturierte und stoffwechselstörende Kostform führt durch zu hohe Säureanteile zu Verschiebungen im physiologischen pH-Bereich. In der Folge entsteht auf den verschiedensten Schleimhäuten (z.B. Darm- und Bronchialschleimhaut, Knochenhaut usw.) ein gefährlicher Nährboden, der vor allem den negativ wirkenden Viren und Bakterien Tür und Tor öffnet. Durch diese Symbiosestörung (=Störung der naturgesetzlichen Lebensgemeinschaft zwischen Mikroorganismen und Mensch) kommt es zu den verschiedenen Regulationsstörungen in Gehirn-, Zell-, Nerven- und Hormonsystem und damit zu vielen chronischen Krankheiten, so z.B. zu Störungen der Zellatmung, die den gefährlichen Gärungsprozeß in der Zelle enorm begünstigen. Dies führt neben der Degeneration zur Strukturstarre der Zellkörper, was wiederum z.B. die Fließeigenschaft des Blutes durch Thromboseentstehung behindert. Ein weiterer wesentlicher Nachteil ist die verminderte Produktion der basischen Pankreasfermente, die in der Folge zu erheblichen Störungen in der enzymatischen Aufspaltung und Auswertung von Eiweißen, Fetten und Kohlenhydraten führt. Auch der vorzeitige Degenerationsprozeß des Körpers (schnelleres Altern) steht in direktem Zusammenhang mit der ständigen Übersäuerung.

Um diese Erscheinungen wenigstens für eine gewisse Zeit zu verhindern, besitzt der Körper ein sogenanntes Ausgleichs- und Puffersystem. Dadurch hat er die Möglichkeit, aus dem Mineralstoffdepot der Knochen, Gelenke und dem Bindegewebe die fehlenden Mineralien (insbesondere Calcium) zu entziehen und ein Überangebot an stoffwechselstörenden Säuren vorerst zu neutralisieren. Bevor diese körpereigenen Basenvorräte jedoch ganz erschöpft sind, reagiert der Organismus mit Warnzeichen in Form von Schmerzen, Beschwerden und Krankheiten vorrangig im Darm-, Gelenks-, Bindegewebs-, Zahn-, und Zahnfleischbereich. Auf diese Art und Weise möchte er auf das störende Mißverhältnis zwischen natürlicher Mineral- und Vitalstoffzufuhr und dem Verbrauch dringend aufmerksam machen.

Ein ungleiches Milieu in Körperflüssigkeiten stört jede Art von Organismen in ihrer gesunden Entwicklung, während ein Gleichgewicht die inneren Funktionsabläufe präzisiert und den Gesundungsprozeß fördert und aufrechterhält.

Es ist jedoch zu bedenken, daß auch seelische Verhaltensweisen auf das biologische Gleichgewicht in den Körperflüssigkeiten einen wesentlichen und nicht zu unterschätzenden Einfluß haben.

Die Gesundheit des gesamten Körpers hängt von einer wertvollen, symbiose-freundlichen Ernährung und in hohem Maße auch von der perfekten Funktion unendlich vieler und verschiedener Mikroorganismen ab. Die Tätigkeit dieser sogenannten Symbionten (=in Symbiose lebende Mikrolebewesen) wird jedoch sehr präzise naturgesetzlich, d.h. gemäß dem seelischen Verhalten des einzelnen Individiuums beeinflußt.

Bemüht sich der Mensch nicht nachhaltig um die Verbesserung seiner persön-lichen Charakterschwächen, so wird er immer wieder Probleme mit dem Gleichgewicht seiner Körperflüssigkeiten haben. So zeigen z.B. auffallender Ärger, Groll, Sorgen, Sturheit, Ungeduld, ständiges Einmischen, Bewerten und Kritisieren von Mitmenschen und Ereignissen (in Familie, Beruf, Freizeit, Politik, Sport, Nachbarschaft usw.) sehr negative Auswirkungen. Diese führen in der Folge zu pH-Verschiebungen in den sauren Bereich verbunden mit Funktionsstörungen in den Zellen und Nieren. Der jeweilige Zustand des Kör-pers ist letztendlich immer ein Spiegel des seelischen - und ernährungs-bedingten - Verhaltens des Menschen. Jede Niere besitzt beispielsweise Millio-nen sehr komplizierter und hochempfindlicher Röhrchen und Kanalsysteme, die als hochwertige Filteranlage dienen, um überschüssige Säuren und Schlak-ken über den Harn abzufiltern. Immer wiederkehrende oder auffallende Proble-me und negative Verhaltensweisen im zwischenmenschlichen Bereich können somit über Körpersäfte und spezifische Mikroorganismen das Gehirn, Nerven- und Hormonsystem sowie alle Steuer- und Funktionsmechanismen der hoch-empfindlichen Filter- und Kanalsysteme in der Niere erheblich stören bzw. auf Dauer sogar degenerieren.

Selbst im Zellinneren laufen alle lebenswichtigen Prozesse über die direkte und indirekte Beeinflussung von Mikroorganismen, Enzymen und Naturgesetzen ab. Auch hier trägt aus dem gleichen Grunde wie oben das persönliche seeli-sche Verhalten des Einzelnen sehr zur optimalen Funktionsfähigkeit des Zell-stoffwechsels oder aber zu Störungen, Krankheit und Leid bei. Immer und überall im Leben zeigt sich präzise und gerecht das Naturprinzip von Ursache und Wirkung und erinnert den Menschen stets an mehr Selbstverantwortung.

Für den bewußt und gesund lebenden Menschen ist es wesentlich zu wissen, daß man dem Körper nach persönlichem Empfinden von der Gesamttagesnah-rung einen kleinen Teil säurehaltige oder -bildende (ca. 20-30 %) und einen größeren Teil basenhaltige Lebensmittel (ca. 70-80 %) zuführen sollte. Damit sind die Körper- und Zwischenzellenflüssigkeiten (siehe Bild 1) präzise im biologischen Gleichgewicht und die intra- und extrazellulären Funktions-prozesse laufen perfekt ab.

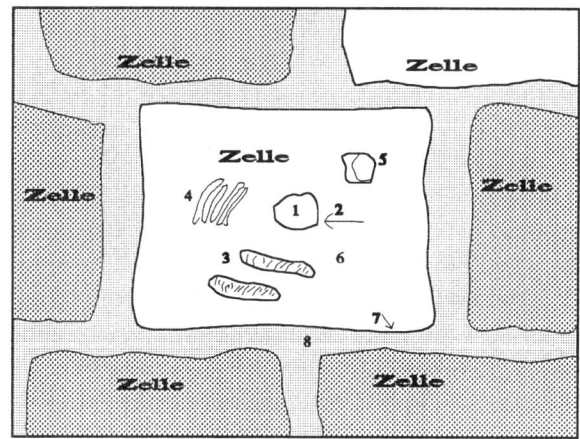

Bild 1: Zelle mit Zwischenzellflüssigkeit

1. Zellkern als Befehlszentrum
2. Kernmembran
3. Mitochondrien liefern für die Zellfunktion die benötigte Energie
4. Endoplasmatisches Retikulum. Hier werden Aminosäuren und Enzyme auf- und umgebaut.
5. Lysosome sind die Schutzpolizei, die Fremdkörper vernichten kann.
6. Zellplasma
7. Zellmembran als Schutzhülle und hochkomplizierter Filter, der die Aufnahme von Nährstoffen aus der Zwischenzellflüssigkeit (8) ermöglicht und gleichzeitig Schlackenstoffe vom Zellstoffwechsel in die Zwischenzellflüssigkeit zum Weitertransport abgibt.
8. Die Reinheit und das Gleichgewicht der Zwischenzellflüssigkeit ist für die Gesundheit und Präzision aller biochemischen Funktionsprozesse sehr entscheidend.

Eine stoffwechsel- und symbiosefreundliche Ernährung und das stete Bemühen um ein gutes seelisches Verhalten fördern daher in hohem Maße das biologische Gleichgewicht der Zwischenzellflüssigkeiten zugunsten der Gesund- und Jungerhaltung des gesamten Zellenstaates Körper und Gehirn.

Kein Leben ohne Mikroorganismen

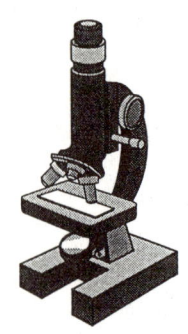

Dieser lebenswichtige Aspekt wird in der Zukunft eine entscheidende Therapiesäule einer wirklich fortschrittlich orientierten und wahrhaft gesundheitsfördernden Heil- und Ernährungskunde sein.

Der menschliche Organismus kann sich nur durch Symbiose mit den lebenserhaltenden Mikroorganismen optimal entwickeln. Diese Kleinstlebewesen sind "Freunde" des Menschen, denn sie unterstützen ihn ständig bei der Gesund- und Jungerhaltung des Zellenstaates Körper. Der gesamte Organismus wäre ohne entscheidendes Mitwirken unzähliger Mikroorganismen nicht lebensfähig. Überall im Universum, wo sich organisches Leben entwickelt oder besteht, findet man diese unentbehrlichen, naturgesetzlich koordinierten Urformen des Lebens. Sie sind für das normale menschliche Auge nicht sichtbar und können nur mit einem Mikroskop nachgewiesen werden. Es gibt jedoch auch Mikroorganismen, die selbst bei extremen Vergrößerungstechniken nicht sichtbar gemacht werden können, aber trotzdem wichtige Präzisionsaufgaben im Zellenstaat Körper und Gehirn erfüllen.

Eine möglichst natürliche und symbiosefreundliche Ernährung nach den Gesetzen der Ordnung und Harmonie im Verdauungssystem ist eine der wichtigsten Voraussetzungen zum Gedeihen dieser gesundheitsfördernden Symbionten. Durch ihre hochkomplizierten Schalt-, Steuer- und Koordinationsaufgaben im Zellenstaat Körper sind sie zum einfacheren Verständnis mit den Mikroelektronik-Elementen eines Hochleistungscomputers zu vergleichen. Jedoch ist ihre Leistung und Stellung im Leben unendlich präziser und wichtiger.

Die anschließende Aufstellung gibt einen bescheidenen Überblick über einige wesentliche Mikroorganismen mit ihren lebenswichtigen Aufgaben im Zellenstaat Körper und Gehirn.

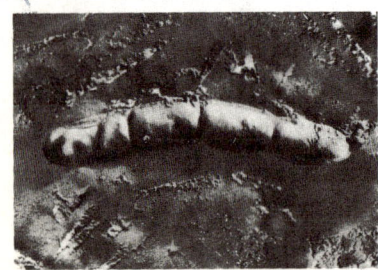

Bacillus subtilis - entzündungshemmend, blut- und darmwirksam, immunstimulierende Wirkung. Infektiöse und entzündliche Darmerkrankungen, Magendrüsen, chronische Harnwegsinfekte, Atemwegserkrankungen, alle chronischen Entzündungen im Organismus.

Bifidobacterium longum (früher Lactobacillus Bifidus) - wichtigstes Darmbakterium, erfüllt zentrale Aufgaben im Darm und übrigen Zellenstaat. Verdauungsstörungen, stoffwechselregulierend, Blähungen, Darmflorastörungen, nach Fehlernährung, darmentgiftend, immunstimulierend, Förderung der biochemischen Vitaminsynthese im Dickdarm, unterstützt die Leberentgiftung, fördert Aufspaltung und Auswertung der Nahrung.

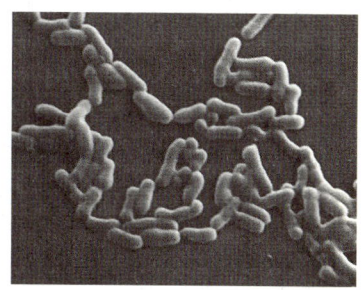

Candida parapsilosis - bei Entzündungen an Körperöffnungen und septischen Prozessen - Mund, Blase, Mykosen, Dermatitis, Zahnfleischentzündungen.

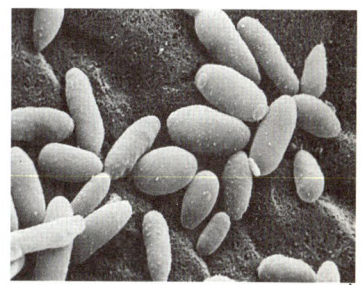

Lactobacillus gasseri (früher Lactobacillus Acidophilus) - bei Verdauungsstörungen zur Steigerung der Enzymproduktion, Schutz gegen Infektionen und Entzündungen im Darm. Schwere Darmstörungen, Darmfloraschäden, Hauptwirkort Dünndarm, stoffwechselregulierend, nach Fehlernährung, entgiftend, fördert Aufspaltung und Auswertung der Nahrung, unterstützt die Bifidobakterien.

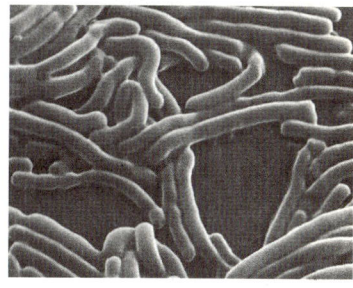

Mucor racemosus - Regulator der Blutviskosität, Thrombose- und Embolieverhinderung, Gefäße, Herz, Kreislauf, Kopf, Gehirn, Augen, verbesserte Sauerstoffzuführung, Reparatur der Körperzellen, entzündungshemmend, Nervensystem.

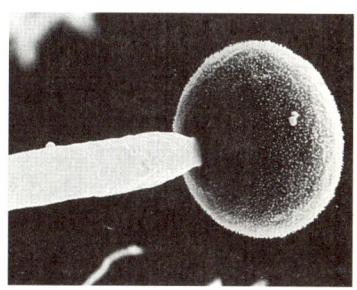

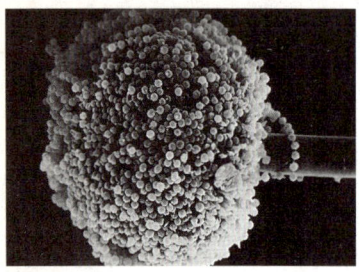

Aspergillus niger - wichtig für Kalkstoffwechsel, Gelenke, Prostata, Haut, Niere, Blase, Pankreas, Milz, Lymphe, Mandeln, Ohren, Energiehaushalt.

Angabe der elektronenmikroskopischen Vergrößerung der abgebildeten Mikroorganismen: *Bild 1:ca. 1800fach; Bild 2: 10000fach; Bild 3: 8500fach; Bild 4: 10000fach; Bild 5: 1800fach; Bild 6: 1500fach;*

Wenn der Mensch im Bereich der Ernährung und des persönlichen Verhaltens im Einklang mit den Natur- und Lebensgesetzen lebt, unterstützt er maßgeblich und entscheidend den Gesundheits- und Entwicklungsprozeß des gesamten Schöpfungswerks Körper.
Die Reinheit und das Gleichgewicht in den Körperflüssigkeiten sowie ein optimaler Nährboden zum Gedeihen der lebenswichtigen Mikroorganismen sind dabei eine wertvolle Hilfe, um dieses lohnende Lebensziel mit Freude zu erreichen und zu bewahren.
Die Ansiedlung und präzise Funktion der gesundheitsfördernden Mikroorganismen ist vorrangig von folgenden Faktoren abhängig:

- Einer symbiosefördernden, stoffwechselfreundlichen und ausgeglichenen Ernährungs- und Trinkweise nach den Gesetzen der Ordnung und Harmonie im Verdauungssystem.
- Einem guten seelischen Verhalten (Befolgen der Lebensgesetze) und dadurch bedingter, wahrer Lebensfreude. Mikroorganismen sind naturgesetzlich gesteuert und reagieren präzise auf jedes Verhalten sowohl im positiven als auch im negativen Sinne. Hierüber wird noch ausführlich berichtet.
- Mit Freude durchgeführtem Wandern und Spazierengehen in guter Wald-, Berg-, See- oder Meeresluft.
- Natürlicher Körperpflege mit biologischen Pflegemitteln (Seife, Zahnpasta, Haarwaschmittel usw.) und natürlichen Bädern, um das gesunde Milieu auch auf der Haut zu stabilisieren.

Nur unter diesen Bedingungen können sich Mikroorganismen als naturgesetzliche Träger eines gesunden und vitalen Lebens im und auf dem Organismus voll entfalten.

Die zentrale Bedeutung der Natur- und Lebensgesetze

Um die Vitalität und Leistungsfähigkeit von Körperzellen und Gehirn bis ins hohe Alter aufrechtzuerhalten, ist es unabdingbar, Bedeutung und Sinn der Natur- und Lebensgesetze intensiver kennenzulernen. Denn sie sind direkt oder indirekt an allen entscheidenden Ernährungs-, Zellfunktions-, Mikro- und Entwicklungsprozessen im Organismus beteiligt.

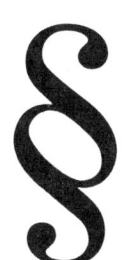

Naturgesetze sind zuverlässige Ordnungsprinzipien, die im gesamten Kosmos und menschlichen Leben wirksam sind. Ihre Perfektion und Präzision findet man überall in der vielfältigen Natur, in den Elementen Erde, Wasser, Luft, Licht, Sonne, Feuer, Sauerstoff, sowie in der Physik, Biochemie, Mathematik und Technik wieder.

Ihr Wirkungsprinzip ist allumfassend, automatisch, universell, objektiv und vollkommen gerecht, ohne Zutun des Menschen. Auch in den entscheidenden Bereichen der Mikrobiologie, Anatomie, Physiologie und Pathologie sowie bei Entstehung und Wachstum der verschiedenen Kräuter-, Gemüse-, Obst- und Getreidearten sind die Naturgesetze die übergeordneten Koordinaten, Steuermänner und Ordnungshüter. Ohne ihr präzises Wirken hätte sich kein pflanzliches, menschliches und tierisches Leben auf dem Planeten Erde entwickeln können.

Das für den Menschen wohl bekannteste und zugleich entscheidendste Naturgesetz ist das Prinzip von Ursache und Wirkung. Es besagt, daß alles was jetzt im gegenwärtigen Augenblick gedacht, gesprochen, gegessen und getan wird - sich letztlich in einer bestimmten positiven oder negativen Form im Leben wieder zeigen wird.

Jenes Gesetz wirkt automatisch, objektiv und gerecht gemäß den persönlichen Entscheidungen sowie Lebens- und Verhaltensweisen, unabhängig vom menschlichen Willen. Die christliche Mythologie spricht in diesem Zusammenhang im Neuen Testament von dem entscheidenden Prinzip:

"Was der Mensch sät, wird (muß) er ernten."

Lebensgesetze haben den tiefen Sinn, dem Menschen bestimmte Verhaltensregeln und Tugenden, wie z.B. Ehrlichkeit, Vergeben, Geduld, Kritikenthaltung, Demut, Gelassenheit, Gottvertrauen, Mut, Großzügigkeit, Zeitnutzung, gesunde Ernährung usw. vorzugeben.

Diese Prinzipien bieten dem Menschen in jeder noch so schwierigen Situation die Möglichkeit zu richtigen Entscheidungen und gutem Verhalten, wenn er konzentriert durch den Tag geht. Sie tragen wesentlich zur ständigen charakterlichen, seelischen und körperlichen Verbesserung bzw. Entwicklung bei und sind das sichere Rüstzeug für ein gesundes und erfülltes Leben.

Jene Gesetze kann man nun zum einfacheren Verständnis mit den irdischen Verkehrsregeln vergleichen. Auch diese haben den Sinn, daß die Verkehrsteilnehmer bestimmte Prinzipien im Straßenverkehr beachten und befolgen. Wenn dies nicht der Fall ist, kommt es in Verbindung mit dem Naturgesetz von Ursache und Wirkung über kurz oder lang zu Zwischenfällen und Störungen im harmonischen Verkehrsablauf.

Die Lebensgesetze sind den Naturgesetzen untergeordnet, jedoch für die schöpfungsgerechte Entwicklung der menschlichen Persönlichkeit unerläßlich. Wenn der Mensch nun bereit ist, diese allumfassenden Prinzipien bewußt und mit Freude in sein tägliches Leben zu integrieren, so wird er nach und nach mit idealen Lebensbedingungen (Gesundheit, Wohlergehen, Lebensfreude usw.) belohnt. Verstößt er hingegen bewußt oder auch unbewußt gegen diese Natur- und Lebensprinzipien (ähnlich wie bei den Verkehrsregeln), so muß er mit unliebsamen Störungen, Hindernissen und Schwierigkeiten im Lebensablauf rechnen, unabhängig davon, ob er dies nun möchte oder nicht. Denn auch hier wirkt wieder in gerechter Weise das übergeordnete Naturprinzip von Ursache und Wirkung in vollkommener Kooperation mit den Lebensgesetzen automatisch, präzise und objektiv.

Vor allem in den lebenswichtigen Bereichen Gesundheit, Ernährung, Funktionsweise von Zellen, Gehirn, Nerven-, Hormon-, Immun- und Verdauungssystem, sowie im Mikroleben und Stoffwechselgeschehen spielen diese universellen Prinzipien und Verhaltensregeln eine überaus entscheidende Rolle.

Wer z.B. überwiegend stoffwechselstörende Nahrungs- und Genußmittel zu sich nimmt und zudem noch ein negatives seelisches Verhalten zeigt, wie z.B. Ärger, Groll, Wut, Kritik- und Bewertungssucht, Sturheit, Angst, Ungeduld, Eifersucht, Hektik usw., wird nach diesen gerechten Prinzipien vorzeitig körperliche Störungen, Krankheit und Degeneration ernten. Dieser Zustand ist aber zugleich auch eine Aufforderung zur Umkehr und Neuorientierung, um im Bereich der Ernährungs- und Lebensweise eine positive Korrektur vorzunehmen und wieder zu einer gesunden Natur- und Lebensordnung zurückzu-kehren.

Bemüht sich hingegen der Mensch täglich in den wesentlichen Bereichen der stoffwechselfreundlichen Ernährungs- und Trinkweise sowie im persönlichen Verhalten gegenüber seinen Mitmenschen um eine ständige Verbesserung, so wird er nach diesen gerechten Prinzipien entsprechend seiner persönlichen Aussaat (Gal. 6/7) bis ins hohe Alter mit steigender Gesundheit, Vitalität und Lebensfreude belohnt. Dieser Mensch geht als Gesegneter durch das Leben, denn er hat bewußt oder auch unbewußt das Wirken, den Schutz und tiefen realistischen Sinn der ewigen Natur- und Lebensgesetze in seinem irdischen Dasein erkannt.

Eine fortschrittlich orientierte Gesundheits- und Ernährungslehre darf die zentrale Bedeutung dieser übergeordneten und alles entscheidenden Prinzipien nicht mehr außer Acht lassen, wenn Zellen, Organe, Gehirn und Mikroorganismen auch noch im Alter von 90 und mehr Jahren eine verhältnismäßig gute Vitalität und Leistungsfähigkeit zeigen sollen.

Der Zeitgeist fordert ein neues Gesundheits-Bewußtsein

Ganzheitlich leben bedeutet, das menschliche Dasein nach den Ordnungsprinzipien der Natur- und Lebensgesetze auszurichten. Wer bewußt darum bemüht ist, mit Freude sein ganzes Leben nach diesen allumfassenden Prinzipien zu gestalten, ist körperlich und seelisch größtenteils von Störungen, Problemen und Leiden befreit.

Das älteste und bewährteste Heilmittel ist eine stoffwechselfreundliche Kostform, die sich in einer natürlichen, abwechslungsreichen, symbiosefreundlichen und gut verträglichen Vollwertkost vereint. Wenn diese mit den Gesetzen der Ordnung und Harmonie im Verdauungssystem abgestimmt ist, vermag sie auf Dauer in Verbindung mit einem guten seelischen Verhalten Krankheiten zu verhindern, auszuheilen bzw. zu stoppen. Deshalb sollte diese natürliche Kost- und Lebensform die sichere Grundlage jeder fortschrittlichen Therapie und Ernährungsweise sein. Dadurch werden sowohl das lebenswichtige Gehirn, der Zellstoffwechsel sowie das Nerven-, Hormon- und Immunsystem in ihrer präzisen Funktion positiv und ausgleichend beeinflußt.

Dieses ganzheitliche Zusammenwirken und Vereinen von ernährungsbedingten, körperlichen und seelischen Faktoren ist der wesentliche Aspekt einer neuzeitlich orientierten Ernährungslehre. Man kann das eine vom anderen nicht trennen, denn nur die Harmonie der Ganzheit führt auf Dauer zu Gesundheit und Wohlergehen. Der Zeitgeist drängt den Menschen mehr und mehr, auch in der Heil- und Ernährungskunde einen neuen gigantischen Entwicklungsprozeß einzuleiten.

Eine wertvolle Ernährung sollte keinesfalls eine Sache von Einseitigkeit, Fanatismus, Zwang, Druck oder reinen Verstandesargumenten sein. Eine ganzheitlich-neuzeitlich orientierte Kost wird den Bedürfnissen des einzelnen Individuums präzise gerecht, denn kein menschlicher Organismus und Körper gleicht dem anderen. Bei jedem funktionieren Gehirn, Zellen, Hormonsystem und Stoffwechsel aufgrund von Ernährungsverhalten, Konstitution, Temperament und verschieden gelagerten seelischen Stärken und Schwächen unterschiedlich.

Im Vordergrund steht also das Bemühen, dem Organismus eine individuell wertvolle und optimal abgestimmte Nahrung zuzuführen. Dieses höchste Ernährungsziel ist am einfachsten zu erreichen, wenn man sich bemüht, das Positive (= das Zellfunktionsfördernde) vom Negativen (= das Zellfunktionsschädliche) zu trennen. Lebensmittel und Getränke mit einem positiven Energiefeld, wie in den folgenden Kapiteln empfohlen, sind stoffwechselaktivierend und fördern die ständige Regeneration von Zellen, Gehirn, Nerven- und Hormonsystem. Sie passen wie ein Sicherheitsschlüssel präzise zu dem hochkomplizierten Schöpfungswerk Körper und Gehirn mit seinen vielen Billionen von Zellen und unterstützen dessen Bestreben nach Vitalität, Jugendlichkeit und Wohlergehen bis ins sehr hohe Alter.

Nahrungs- und Genußmittel sowie Getränke mit einem negativen Energiefeld sind hingegen in jeder Hinsicht eine Belastung für den gesamten Organismus. Sie fördern in zunehmendem Maße dessen Krankheitsanfälligkeit, was über kurz oder lang zur vorzeitigen Degeneration der Gehirn- und Körperzellen führt und somit den Alterungsprozeß des Zellenstaates fördert.

Es ist sehr entscheidend, daß man sich innerhalb einer ganzheitlich orientierten und stoffwechselfreundlichen Ernährungsordnung vertrauensvoll und frei nach persönlichem Empfinden bewegt und ernährt. Denn die Ordnung und Harmonie in der Ernährung ist eine wesentliche Voraussetzung für die Ausgeglichenheit von Körper, Gehirn, Nerven- und Hormonsystem. Nur so ist auf Dauer ganzheitliche Gesundheit und Entwicklung möglich.

Ganzheitliche Ernährungsordnung bedeutet:

**Eine individuelle Ernährung
nach persönlichem Empfinden
innerhalb einer stoffwechsel- und symbiosefreundlichen
Ernährungsordnung, verbunden mit dem steten Bemühen
um ein gutes seelisches Verhalten.**

Zu völlig neuen Dimensionen in der Heil-, Gesundheits- und Ernährungskunde kommt es durch Hinzunahme des guten seelischen Verhaltens zu den schon bekannten Faktoren, nämlich stoffwechselfreundliche Ernährung und Körper. Nur so hat man bei der ständig nötigen Zell- und Gehirnregeneration die volle Unterstützung der Natur- und Lebensgesetze. Denn damit man nun dem Organismus genau das Lebensmittel zuführt, das er gerade im Moment benötigt, gilt es, bewußter und aufmerksamer zu werden und nach dem persönlichen

Empfinden und Verlangen zu entscheiden. Ernährung ist nicht nur eine Angelegenheit des Leibes und des Satt-Werdens, sondern vor allem auch eine Sache des individuellen Bewußtseins. Um das jeweilige Nahrungsbedürfnis genau zu erkennen, sollte man sich um ein gutes seelisches Verhalten zu seiner gesamten Umwelt (Mitmensch und Natur) bemühen.

Eine ethische und tugendhafte Lebensweise mit dem lohnenden Ziel der ständigen Verbesserung der persönlichen Charaktereigenschaften trägt dabei reiche Früchte. Denn je aufmerksamer, wertneutraler, sanfter, toleranter, liebevoller und gütiger der Mensch wird, desto klarer und reiner wird er als Belohnung die feinen inneren Signale seines Körpers wahrnehmen, die ihn buchstäblich zur richtigen Ernährungsentscheidung führen.

Auffallende Kritik, Intoleranz, Vorurteile, Groll, Ärger und vor allem das übertriebene Einmischen in die Lebensbereiche seiner Mitmenschen (auch Kinder) macht den Menschen hingegen zunehmend gefühlloser und unachtsamer für persönliche Angelegenheiten. Wer überwiegend den Splitter im Auge des anderen sieht, bemerkt den Balken im eigenen nur noch sehr selten. So setzt man sich selbst eine Blockade, die das individuelle Empfinden für die passende Ernährung zur jeweils richtigen Zeit verhindert.

Diese Gesetze, Prinzipien und Verhaltensweisen haben natürlich überall im täglichen Leben ihre präzise Gültigkeit.

Um Mangelerscheinungen im Organismus auszugleichen, ist es von großer Bedeutung, wachsam zu sein und nach persönlichem Verlangen die Ernährung zusammenzustellen. Hat man z.B. einen Eisen-, Molybdän-, Vitamin K- oder B 12-Mangel, dann sendet der Körper sichere Signale in Form von guten Gefühlen und Heißhunger auf ein bestimmtes gesundes Lebensmittel, das jenen wichtigen Stoff beinhaltet, der gerade im Organismus fehlt, aber zur präzisen Funktionsfähigkeit z.B. eines Organsystems unbedingt benötigt wird. Wenn man aufmerksamer ist, wird man z.B. einen besonderen Appetit auf grünes Blattgemüse, Hirse, Kichererbsen, Wurzelgemüse oder Gurken haben - Lebensmittel also, die einen Eisen-, Molybdän- oder Vitamin K-Mangel ausgleichen können, während z.B. ein Verlangen nach milchsaurem Gemüse, Vollwertreis, Bierhefe, Weizenkeimlingen oder Buttermilch einen B12-Mangel ausgleichen kann.

Eine optimale und präzise Ernährung für Körper und Gehirn ist ohne Zusammenwirken mit dem individuellen Bewußtsein des Menschen nicht möglich. Nur durch dieses selbstverantwortliche Handeln ist das lebenswichtige Ziel der vollen Funktionsfähigkeit von Körper und Gehirn möglich. Ganzheitlich ernähren ist also der wahre Schlüssel zur Gesundheit, denn damit wird auf Dauer nahezu allen akuten und chronischen Krankheiten der Nährboden entzogen.

Diese Kostform hat einen sehr positiven Einfluß auf die Ökonomie des Wärme- und Energiehaushaltes, die Wirtschaftlichkeit des Zellstoffwechsels, das Wachstum der unentbehrlichen körperfreundlichen Mikroorganismen und auf das entscheidende Gleichgewicht der Körpersäfte, wie Blut, Lymphe und Gewebsflüssigkeiten.

Die neue Gesundheits- und Ernährungslehre der Zukunft wird also von drei wesentlichen Faktoren bestimmt werden:

1. **Einer ausgleichend zusammengestellten, gut verträglichen und hochwertigen Vollwertkost mit einem positiven Energiefeld. Nur diese fördert den Stoffwechsel und die ständige Regeneration des gesamten Organismus bis ins hohe Alter.**

2. **Dem freien Bewegen nach individuellem Bedürfnis innerhalb einer gesunden Ernährungsordnung, die stoffwechselstörende Nahrungsmittel mit einem negativen Energiefeld ausschließt. (siehe Kapitel "Welche Nahrungsmittel fördern Krankheit, Übergewicht und den vorzeitigen Alterungsprozeß?")**

3. **Dem freudigen Bestreben um ein gutes seelisches Verhalten und dem sicheren Vertrauen, nach eigenen Empfindungen und Gefühlen gesundheitsfördernde Entscheidungen zu treffen. Denn der wahre Arzt und Heiler befindet sich letztlich inwendig im Menschen selbst.**

So wie das gesamte Leben des Menschen nur in der ausgleichenden Einheit von Körper, Seele und Geist seiner göttlichen Bestimmung gerecht wird, so ist dies im Grunde auch mit der Ernährung. Die tägliche Kost ist keineswegs nur eine Sache des körperlichen, sondern vor allem auch des geistig-seelischen Bewußtseins. Nur das Bemühen um eine ganzheitlich orientierte Ernährungsform kann auf Dauer Störungen und Krankheiten im Organismus verhindern bzw. heilen. Es fördert die umfassende Entwicklung des Menschen auf körperlichem und seelischem Gebiet und ist der wahre Weg zu einem völlig neuen Ernährungsbewußtsein mit dem Ziel einer umfassenden Gesundheit des einzelnen Individuums.

Die folgenden Kapitel vermitteln viele neue und wesentliche ernährungsphysiologische Hinweise und Therapieempfehlungen für die fortschrittlich orientierte Heil- und Ernährungskunde sowie symbiosefreundliche Rezepte für die gesundheitsbewußte Küche der Zukunft.

Ernährung im Einklang mit den Naturgesetzen

Rohgemüse -
ein Geschenk der Schöpfung

Der Organismus des Menschen, der sich vor sehr vielen Millionen Jahren unter Einwirkung zahlreicher Mikroorganismen vom Einzeller zum Zellenkomplex Körper entwickeln konnte, ist ein einzigartiges Meisterwerk der Natur- und Schöpfungsgesetze.

Zuvor aber haben sich die verschiedenen Kräuter, Gemüse-, Obst- und Getreidearten ebenfalls unter der vollkommenen Regie von Naturgesetzmäßigkeiten und Symbionten entwickelt, um dem Schöpfungswerk Körper als optimale Nahrungs- und Energiequelle zu dienen. Jene oberste Intelligenz (Gott und die Naturgesetze) hat diese Lebens- und Heilmittel präzise auf den hochkomplizierten Zellstoffwechsel im Organismus abgestimmt. Sie allein können bei richtigem Eßverhalten vom körpereigenen Enzym- und Verdauungssystem am besten aufgeschlossen und verwertet werden, ohne dabei Schlacken und Gifte zu hinterlassen. Das Rohgemüse, einschließlich des grünen Blattgemüses, wurde somit zur unentbehrlichen Grundlage. Es liefert dem Zellenstaat Körper naturgesetzlich präzis abgestimmte und wertvollste Vital- und Aufbaustoffe, damit dieser in seiner Gesamtheit perfekt und störungsfrei funktionieren kann. Pflanzen, Samen, Gemüse und Obst passen somit im wahrsten Sinne des Wortes wie ein Präzisionsschlüssel zum hochkomplizierten Stoffwechsel des Organismus. Sie tragen in Verbindung mit einem guten Verhalten wesentlich dazu bei, daß Zellen und Gehirn bis ins hohe Alter jung und leistungsfähig bleiben können, wenn sich der Mensch täglich um diese schöpfungsgerechte Gesundheitsquelle bemüht.

Die beste Qualität an natürlichen Eiweißen, Enzymen, Vitaminen, Mineralstoffen, Spurenelementen wie auch an wichtigen Energie- und Farbschwingungen findet man im biologischen Gemüse, wie die Natur es den Menschen schenkt: roh, frisch, natürlich und unbehandelt.

Das Rohgemüse ist wahrhaftig ein Vitalstoffspender ersten Ranges.

Dieser "Superkraftstoff" des Lebens fördert den Stoffwechsel des Menschen und regeneriert Körper, Gehirn, Nerven-, Hormon- und Immunsystem. Dadurch unterstützt er die Harmonie und Präzision aller Zellsysteme. Desweiteren hat das vitalisierende Rohgemüse durch seine wertvollen Inhaltsstoffe einen sehr günstigen Einfluß auf die physiologische pH-Wert-Regulierung der Körpersäfte und die präzisen Funktionsvorgänge im intra- und extrazellulären Bereich, wie z.B. bei der Osmose (Stoffübertragung zwischen flüssigen Körpern durch eine halbdurchlässige Membran) und der ökonomischen Sauer-stoffutilisation (Sauerstoffnutzung). Es liefert der Körperzelle die lebenswich-tige Sonnenenergie aus dem Kosmos in einer für den menschlichen Organis-mus gut verwertbaren Schwingungsform. Diese Wirkungen können aber nur dann ihre volle Entfaltung erzielen, wenn der Mensch die Auswertung dieser edlen Lebensmittel durch ein gutes Eßverhalten unterstützt:

Das rohe Gemüse sollte bewußt und langsam gegessen, sehr gut gekaut und eingespeichelt werden. Es macht wirklich Freude, wenn man jeden Bissen in Ruhe und Dankbarkeit genießt; denn die Verdauung beginnt bereits im Mund. So verwandelt sich auch eine frische und rohe Kost zu einer wertvollen Heil-nahrung.

Schon hier leitet der Organismus wichtige Maßnahmen ein, um die Zerlegung und Auswertung der Nahrung auf ein Höchstmaß zu bringen. Bemüht man sich um richtiges Eßverhalten, so wird die Nahrung schon im Mund mit wich-tigen Verdauungssäften vermischt. Der Magen und vor allem der wichtige Dünndarm können dann aus diesem verbesserten Angebot mehr Vital- und Le-bensstoffe für den Organismus aufschließen und bereitstellen. Diese Empfeh-lungen gelten ganz besonders für das vitalstoffreiche Rohgemüse, dessen Er-nährungsanteil je nach Empfinden und Funktionsfähigkeit des Darms ca. 30 Prozent des Gesamttagesbedarfs ausmachen sollte. Aber auch bei dieser Frage empfiehlt es sich, nicht nach Verstandesargumenten zu handeln, sondern den individuellen Zustand des Verdauungssystems zu berücksichtigen.

Die Zusammensetzung sollte abwechslungsreich und verdauungsfreundlich so-wie nach persönlichem Verlangen und Empfinden vorgenommen werden. So wird dem Organismus ständig ein möglichst breites Spektrum an lebenswichti-gen Vital- und Aufbaustoffen zugeführt, die ihn vor Mangelerscheinungen schützen.

Nachmittags nach 17 Uhr ist es empfehlenswert, nur noch wenig oder - bei starker Verdauungsschwäche - kein Rohgemüse (außer sehr gut gekauten mil-den grünen Blattsalaten) mehr zu essen. Prinzipiell empfiehlt es sich, in einer Mahlzeit nicht mehr als 2-3 Rohgemüsearten zusammen zu verwenden. Bei Neigung zu Verdauungsstörungen sollte man die empfehlenswerten Gemüsear-ten (vor allem Wurzelgemüse) kurz vor dem Verzehr **sehr fein aufraspeln** und mit Freude bewußt genießen. Das fein-saftige Zerkleinern ist schon eine Art Vorverdauungsprozeß, der für die optimale Auswertung weniger Energie be-ansprucht. Dadurch können auf sanfte Art Schlacken und Gifte im Magen- und Darmbereich gebunden und auf schonende Weise leichter und mit weniger Energieaufwand ausgeschieden werden. Dies fördert zuverlässig den Heilungs- und Regenerationsprozeß in diesem lebenswichtigen Körpersystem. Z.B. ist die sehr fein aufgeraspelte Karotte eine wohlschmeckende und vitalstoffreiche Pektingabe für den Darm, die den Reinigungsprozeß erheblich fördert. So verwandelt sich auch eine frische und rohe Kost zu einer wertvollen Heilnahrung. Der tägliche kleine Frischkostteller vor dem Mittagessen ist also ein Vitalstoffspender ersten Ranges.

Die stoffwechselfreundlichen Zutaten zum herrlichen Frischkostgericht gibt man sich erst bei Tisch einzeln über die Speise.

Sie bestehen nach persönlichem Empfinden aus:

- wertvollen Ölen erster Pressung, z.B. Olivenöl, Sonnenblumenöl usw.; alle 4 Wochen 1 Dose Leinöl
- echtem Weinessig, in Holzfässern gereift, wie z.B. Aceto Sasso, oder einem guten Obstessig
- Bio-Tamari-Sojasoße, Pilz Soja Soße
- Eine spezielle verdauungsfördernde Kräutermischung aus getrockneten und gemahlenen Kräutern, bestehend aus: je 1 Teil Basilikum, Rosmarin, Oregano, Dill, 1/2 Teil Thymian und 1/5 Teil Paprikapulver
- speziellen verdauungsfördernden getrockneten Kräutern
- einigen Tropfen frischen Zitronensaftes bis max. einer halben Zitrone
- Oliven oder Kapern
- Zwiebeln, fein gehackt (mäßig)
- frischem Knoblauch mit spezieller Presse zerkleinert (abends mäßig)
- kleingeschnittenen frischen grünen Kräutern nach Wahl (vorzügliche gesundheitsfördernde Geschmacksverbesserung)
- Biomaris Meerestiefwasser (ca. 1/2 Eßlöffel pro Tag). Sehr empfehlenswert, es enthält alle wesentlichen Spurenelemente und Intelligenzmetalle, die zur präzisen Funktion im Gehirn, Nerven- und Hormonsystem wertvolle Dienste leisten.
- Der vitalstoffreiche Rohkostteller kann gelegentlich auch mit einer verfeinerten Joghurt-, Kefir- oder Dickmilchsoße zubereitet werden.

Gemüse als hochwertiges Lebensmittel und unterstützende Heilquelle

Nachfolgende Gemüsearten fördern die ständig notwendige Regeneration und Gesunderhaltung aller Körperzellen, Gewebe und Organe, einschließlich der Präzision im Gehirn, Nerven-, Hormon- und Immunsystem.

Karotte

Wesentl. Inhaltsstoffe:

Vitamin A, B1, B2, B6, C, D, E, K, Niacin, Folsäure, Calcium, Kalium, Magnesium, Phosphor, Eisen, Silizium, Pantothensäure, Kupfer, Mangan, Kobalt, Zink, Nickel, Molybdän, Vanadium, Fluor, Selen, Jod, Glutamin, Pektin, Zellulose, verschiedene Aminosäuren und Zuckerarten, gelborange Farbschwingungen, äth. Öle.

Unterstützende Heilwirkung:

Die Karotte ist eine sehr gut verträgliche Gemüseart. Ihre wertvollen Inhaltsstoffe fördern den Zellstoffwechsel sowie die Zellatmung. Sie trägt in sehr fein geraspeltem rohem Zustand wesentlich zur Reinigung und Entschlackung des Verdauungssystems bei (z.B. in Kombination mit einem gemischten Salat als Vorspeise). Die ätherischen Öle und Farbstoffe (Xanthophylle) der Karotte eliminieren negative Parasiten im Darmbereich. Ihr hoher Anteil an Vitamin A (Beta-Carotin) zeigt einen heilenden Einfluß auf die Schleimhäute im Darmbereich sowie auf das Immunsystem, deshalb hat sie besonders im Verdauungssystem auch eine krebsschützende Wirkung. Sie fördert die ständig notwendige Regeneration von Haut, Augen, Sehnerven und allen Schleimhäuten im Organismus. Die Karotte verjüngt Haut- und Gehirnzellen, macht sie elastisch und verlangsamt dadurch den Alterungsprozeß.

Bei Schilddrüsenüberfunktion und Herz-Kreislauferkrankungen zeigt dieses Gemüse ebenfalls eine unterstützende Heiltendenz. Schonend gedünstete Karotten unterstützen im Dünn- und Dickdarmbereich die Ansiedlung der lebenswichtigen körperfreundlichen Mikroorganismen. Sie haben zudem eine gute Heilwirkung auf das physiologische Gleichgewicht der Körpersäfte. All diese Vorteile machen die Karotte zu einer Gemüseart ersten Ranges.

Anwendung:

Die beliebte Karotte kann mit fast allen anderen Gemüse- und Getreidearten kombiniert werden. Man hat gute Gefühle im Bauch, wenn man dieses Lebens- und Heilmittel bewußt und mit Freude roh oder schonend gedünstet genießt.

Rote Bete

Wesentl. Inhaltsstoffe:
Vitamin A, B1, B2, B6, C, E, Folsäure, Niacin, Pantothensäure, Cholin, Calcium, Silizium, Magnesium, Phosphor, Eisen, Natrium, Kupfer, Nickel, Zink, Kobalt, Molybdän, Lithium, Selen, Mangan, Strontium, Rubidium, Anthozyane (Betanin - roter Pflanzenfarbstoff), bei guter Bodenqualität Schwingungen von Gold und Silber. Hochwertige Aminosäuren wie Asparagin, Glutamin, Tryptophan, Lysin, Betain, Arginin und weitere essentielle Eiweißbausteine.

Unterstützende Heilwirkung:
Förderung der Leber-Gallenfunktion, Leberschutz durch Betain, unterstützt vor allem schonend gedünstet die Ansiedlung gesundheitsfördernder Mikroorganismen im Dünn- und Dickdarmbereich, hemmt durch Betanin das Wachstum schädlicher Bakterien, verbessert um ein Vielfaches die Zellatmung in Körper und Gehirn, stimuliert das Immunsystem und zeigt eine gewisse Heilwirkung bei Tumorerkrankungen, besonders mit reichlich natürlichem Vitamin C, z.B. einer frischgepreßten Zitrone. Rote Bete hat eine fiebersenkende Komponente, regt die Darmperistaltik an und fördert die Diurese. Ferner zeigt sie eine gefäßabdichtende und antisklerotische Wirkung, steigert die Vitalität und den Gehirnstoffwechsel und unterstützt bzw. reguliert die Schilddrüsenfunktion. Dieses edle Gemüse fördert die präzisen Funktions- und Steuerprozesse sowie die Elastizität und Jungerhaltung der Körper- und Gehirnzellen.

Anwendung:
Rote Bete ißt man entweder roh und kurz vor dem Verzehr sehr fein aufgeraspelt oder schonend gedünstet. Den frisch gepreßten Saft sollte man nur in kleinen Mengen trinken. Diesem kann man noch gelegentlich eine etwas größere Menge frisch gepreßten Karottensaft (1/4 zu 3/4 Teilen) zwischen zwei Hauptmahlzeiten oder ca. 30 Minuten vor einer Mahlzeit hinzugeben. Das hochwertige Heilgetränk sollte man auf leeren Magen trinken.

Rettich

Wesentl. Inhaltsstoffe:
Vitamin A, C, B1, B2, Pantothensäure, Niacin, Calcium, Magnesium, Eisen, Vanadium, Kupfer, Zink, Selen, Nickel, Natrium, Phosphor, Schwefel, etwas Eiweiß, Enzyme, Bitterstoffe, Raphanol, ein schwefelhaltiges ätherisches Öl, Senföle, Sulforaphen. Radieschen besitzen ähnliche Inhaltsstoffe, jedoch in einer geringeren Konzentration.

Unterstützende Heilwirkung:
Regt die Leber- und Gallentätigkeit an, fördert insbesondere den Gallenfluß, verhindert und baut Gallengrieß ab, kann auf längere Sicht unterstützend Gal-

lensteine und Entzündungen mit abbauen. Anregung der Verdauungstätigkeit und Förderung der gesunden Bakterienflora, hat auf Bronchien eine entkrampfende und schleimlösende Wirkung.

Anwendung:
Rettich sollte nur sehr fein aufgeraspelt bzw. geschnitten und ohne Salz sehr gut gekaut verzehrt werden. Salz zerstört die wertvollen ätherischen Öle und damit einen erheblichen Teil der Heilwirkung.

Hinweis:
Bei empfindlichem Magen kann es zu Unverträglichkeitserscheinungen kommen, wenn man dieses Gemüse nicht sehr gut kaut bzw. fein aufraspelt.

Knollen- und Stangensellerie

Wesentl. Inhaltsstoffe:
Vitamin A, B1 B2, B6, C, K, Kalium, Calcium, Niacin, hochwertiges Natrium, Phosphor, Silizium, Eisen, Mangan, Kupfer, Molybdän, Zink, Selen, Schwefel, Apiol (ätherisches Öl). Pflanzliche hormonähnliche Stoffe wie Appiin, sowie Cholin, Inosit, Tyrosin, Glutamin, Asparagin, vor allem in den Blättern Bitterstoffe und Chlorophyll.

Unterstützende Heilwirkung:
Regt die Reinigung und Entschlackung über die Nieren (diuretische Wirkung) an, entlastet das Lymphsystem, harmonisiert das Drüsensystem und reinigt in sehr fein geraspeltem Zustand schonend durch seinen Rohfasergehalt den Verdauungskanal. Fördert die Sekretion der Verdauungsdrüsen und den Gallenfluß. Sellerie hat eine hervorragende basische sowie beruhigende und entspannende Wirkung. Er entlastet den Körper von Stauungserscheinungen und wirkt deshalb unterstützend gegen Bluthochdruck und Ödeme. Desweiteren fördert er den Entschlackungs- und Heilungsprozeß bei Rheuma, Gicht, Arthritis und Übergewicht. Auch bei Diabetes Mellitus hat er durch seine insulinähnlichen pflanzlichen Hormonstoffe eine unterstützende Wirkung.

Anwendung:
Die grünen Blätter des Stangensellerie haben neben dem wertvollen Chlorophyll einen hohen Vitalstoffgehalt. Sie passen deshalb hervorragend in eine gemischte Gemüse- oder Getreidesuppe oder eignen sich als spezielles grünes Frischpflanzengetränk (Herstellung siehe Extrakapitel).

Hinweis:
Bei der akuten oder schweren Nierenbeckenentzündung sollte man Knollensellerie bis zur Ausheilung nur in kleinen Mengen verzehren.

Gurke

Wesentl. Inhaltsstoffe:
Vitamin A, B1, B2, B6, C, E, K, Calcium, Kalium, Niacin, Magnesium, Natrium, Phosphor, Eisen, Jod, Molybdän, Pantothensäure, Mangan, Silizium, Selen, Fluor, Vanadium, Nickel, Zink, Kupfer, pflanzliche Hormone, einige Aminosäuren.

Unterstützende Heilwirkung:
Stark entwässernde Wirkung, Reinigung und Entschlackung des Verdauungssystems (nur bei sehr gutem Kauen). Nieren- und blasenanregend, schwemmt Ödeme aus, entlastet Herz- und Nierenkreislauf, gute unterstützende Heilwirkung bei Rheuma und Gicht. Die Gurke hat eine starke basische Wirkung und ist deshalb ein Heilmittel gegen Übersäuerung; sie fördert die biochemischen Funktionsprozesse im Stoffwechsel. Die Gurke oder der Gurkensaft haben eine ausgleichende Tendenz im Klimakterium. Bei Verstopfung zeigt sich eine sanfte Heilwirkung. Sie ist ein geschätztes Mittel zur innerlichen und äußerlichen Hautregeneration. Ihr Kieselsäuregehalt trägt zur Festigung von Haaren und Nägeln bei. Ebenfalls werden Knochen- und Zahnaufbau sowie das Stützsystem der Zellwände günstig beeinflußt. Ein vorzügliches Schönheitsmittel, z.B. mit einer zusätzlichen Gesichtsmaske zur äußerlichen Hautpflege bestehend aus frischem Gurkensaft vermischt mit etwas Heilerde Ultra. Milchsaure Gurken sind ebenfalls sehr wertvoll. Sie unterstützen den Stoffwechsel sowie die präzise Funktion im Gehirn, Zell-, Nerven- und Verdauungssystem.

Hinweis:
Gurken sollten von magenempfindlichen Personen sehr gut gekaut bzw. fein aufgeraspelt werden. Gut zu kombinieren mit Karottensaft.
Weitere wertvolle Kieselsäurequellen sind Spitzwegerich, Zinnkraut, Gerste, Hirse und Hafer.

Fenchel

Wesentl. Inhaltsstoffe:
Vitamin A, B1, B2, B6, C, E, Kalium, Calcium, Phosphor, hochwertiges Eisen, Natrium, Kupfer, Magnesium, Zink, Pantothensäure, Folsäure, Niacin, ätherische Öle wie Fenchon und Anethol.

Unterstützende Heilwirkung:
Wirkt durch die äth. Öle Anethol und Fenchon krampflösend und auswurffördernd bei Erkrankungen der Bronchien und des gesamten Atmungssystems. Fördert die Durchblutung der Schleimhäute, besonders im Verdauungs- und Bronchialbereich, und regt dadurch die Verdauungsdrüsen an. Fenchel hat eine

unterstützende keimtötende Wirkung auf negative Bakterien im Darm. Er wirkt regulierend auf das Hormonsystem (z.B. bei Periodenstörungen), fördert den Appetit und ist etwas harntreibend. In Kombination mit Rote Bete zeigt er eine blutbildende Wirkung. Bei Migräne trägt er zum Wohlbefinden bei.

Paprika

Wesentl. Inhaltsstoffe:
Vitamin A, B1, B2, B6, reichlich Vitamin C, E, Niacin, Pantothensäure, Calcium, Magnesium, Eisen, Kalium, Phosphor, Rutin und Hesperitin als Bioflavonoid, äth. Öle, rote, grüne und gelbe Pflanzenfarbstoffe, Capsaicin als Scharfmacher.

Unterstützende Heilwirkung:
Verlangsamt den Alterungsprozeß, bremst die Gefäßsklerose, wirkt durch Rutin, Vitamin C und Capsaicin durchblutungsfördernd, besonders an den Herzkranz-, Gehirn- und Hautgefäßen. Gemüsepaprika hat zudem durch Rutin (früher Vitamin P) und Vitamin C eine gefäßabdichtende und verjüngende Wirkung auf Zellen und Gehirn. Zudem wirkt er der Thromboseentstehung entgegen, indem er das Verkleben der Thrombozyten unterstützend verhindert. Er stimuliert das Immunsystem und steigert das Konzentrationsvermögen. Man sollte mit den verschiedenen Farben abwechseln. Rote und gelbe Paprika sind hinsichtlich ihrer Vitalstoffe besonders harmonisch auszuwerten.

Pastinake

Wesentl. Inhaltsstoffe:
Vitamin A, B1, B2, B6, C, E, Biotin, Niacin, Pantothensäure, Kalium, Magnesium, Calcium, Phosphor, Schwefel, Silizium, Mangan, Eisen, Kupfer, Zink, Nickel, Pektin, reichlich ätherische Öle, Cumarin, Inulin.

Unterstützende Heilwirkung:
Stimuliert die Nieren- und Blasentätigkeit und entwässert. Deshalb vorteilhaft bei Rheuma und Gicht. Wirkt blutreinigend und ausgleichend auf das Nervensystem. Fördert (sehr fein aufgeraspelt) den Heilungsprozeß im Verdauungssystem und regt die Tätigkeit der Verdauungsdrüsen an. Pastinaken haben eine gefäßerweiternde und herzschützende Wirkung. Das Kohlenhydrat der Pastinake wird durch den Inhaltsstoff Inulin sehr leicht verstoffwechselt. Deshalb ist dieses Gemüse auch für Diabetiker geeignet.

Tomate

Wesentl. Inhaltsstoffe:
Vitamin A, B1, B2, B6, C, E, K, Biotin, Folsäure, Niacin, Pantothensäure, Kalium, Calcium, Magnesium, Natrium, Phosphor, Eisen, Kupfer, Zink, Kobalt, Nickel, Molybdän, Mangan, Selen, Fruchtsäuren, ätherische Öle.

Unterstützende Heilwirkung:
Stoffwechselaktivierend, entwässernd, stimuliert die Sekretion der Verdauungsdrüsen und fördert die Darmperistaltik. Reinigt das Verdauungssystem und hat eine antibakterielle Wirkung. Tomaten zeigen eine krampflösende Komponente im Magen- und Darmbereich, unterstützen die Funktion von Leber und Galle sowie die Blutbildung.

Vorsicht:
Tomaten nur in reifem Zustand verzehren. Bei schweren Nieren- und Nierensteinerkrankungen nur in kleinen Mengen verzehren.

Zwiebel

Wesentl. Inhaltsstoffe:
Vitamin A, B1, B2, B6, C, Calcium, Kalium, Phosphat, Schwefel, Silizium, Selen, Jod, Eisen, Fluor, Kieselsäure, Thiosulfinat, Niacin, nahezu alle schwefelhaltigen Aminosäuren, Senföle, ätherische Öle (Phytonzide), pflanzliche Hormone, Prostaglandin A, Glucokinine.

Unterstützende Heilwirkung:
Regt den Gallenfluß, die Verdauungsdrüsen und Schleimhäute an. Bringt die Körpersäfte wie Speichel, Darmsäfte, Lymphe usw. reichlich zum Fließen. Die schwefelhaltigen Aminosäuren und das bakterienhemmende Thiosulfinat stimulieren intensiv die Verdauungsenzyme. Die Zwiebel hat durch organisch gebundenen Schwefel (Sulfonamid) eine gute antibakterielle (penicillinähnliche) Wirkung gegen negative Bakterien und Keime im Darm und baut Entzündungen im Verdauungssystem ab. Sie zeigt eine blutreinigende, appetitanregende und entwässernde Wirkung und hilft Blutdruck und Cholesterin zu senken. Sie wirkt schleimlösend und heilend bei Husten und Heiserkeit (vorzugsweise als Zwiebelsaft). Auch bei Insektenstichen zeigt sich ihre vorzügliche antiseptische Heilkraft. Sie verbessert wie der Knoblauch die Sauerstoffauswertung .

Anwendung:
Zwiebeln sollte man vorzugsweise roh verzehren. Fein gehackt und sehr gut gekaut, sind sie in der Regel gut verträglich.

Knoblauch

Wesentl. Inhaltsstoffe:
Enthält als Hauptbestandteil den Wirkstoff Allicin und dessen Abbauprodukte, Enzyme, Flavonoide, natürliche hormon- und antibiotikaähnliche Substanzen, Cholin, Adenosin, Ajeon, Nikotinsäureamid, Schwefel, Jod, Selen, Spuren von Germanium, Molybdän, Zinn, Kupfer, Mangan, Phosphor, Calcium und die Vitamine A, B1, B2, C, E und P.

Unterstützende Heilwirkung:

In der offiziellen Arzneimittelmonographie werden folgende Heilwirkungen von Knoblauch angegeben:

- antibakteriell (wirksam gegen pathogene Bakterien, Viren und Keime)
- antimykotisch (wirksam gegen pathogene Pilze)
- lipidsenkend (blutfettsenkend)
- Hemmung der Thrombozytenaggregation (Hemmung des Verklebens der roten Blutkörperchen)
- Steigerung der fibrinolytischen Aktivität (erhöhte Aktivität zur unterstützenden Auflösung eines Blutgerinnsels)
- Verlängerung der Blutgerinnungszeit.

Ergänzend hierzu:

Bessere Sauerstoffausnutzung in den Zellen durch hochwertigen Schwefel. Wärmeregulierende Funktion, unterstützende und regenerierende Wirkung auf das Blut-, Herz- und Kreislaufsystem. Verhinderung bzw. Verlangsamung der Arteriosklerose, senkt erhöhte Cholesterinwerte sowie erhöhten Blutdruck und verbessert die Fließeigenschaften und Elastizität des Blutes. Natürlichstes Desinfektionsmittel für den Verdauungstrakt und Verdrängung negativ wirkender Darmbakterien und Parasiten. Anregung der Darmdurchblutung, Peristalti, Entschlackung und der Verdauungsdrüsen. Galletreibend und positiver Einfluß auf die Bauchspeicheldrüse sowie stimulierend für das Immunsystem.

Anwendung:

Die optimale Darreichungsform ist das Zerpressen frischer Knoblauchzehen mit einer speziellen Presse, weil dadurch noch sämtliche Inhaltsstoffe in ihrer ganzheitlichen Komposition enthalten sind. Zudem steht der reine Preßsaft aus Knoblauchzehen in bester Qualität in Reformhäusern zur Verfügung. Als allgemeine Dosierung in der Gesundheitsvorsorge empfehlen sich ca. 1-2 Knoblauchzehen ca. jeden zweiten Tag, je nach persönlichem Empfinden zu Gemüse- und Salatgerichten oder zum Karottensaft bzw. zu Spaghetti.

Hinweis:

Zur Geruchsmilderung: Kümmel, Dill oder Petersilie kauen, Buttermilch trinken oder den Mund mit einem natürlichen, pfefferminzhaltigen Mundwasser spülen. Knoblauch mit Olivenöl und einigen Tropfen Zitrone lindert ebenso.

Gesundheitstip:

Bei akuten Erkrankungen - z.B. bei einer Darminfektion - kann man eine spezielle Kur über einen Zeitraum von 2 Wochen mit einer Auswahl aus den vorher beschriebenen Darreichungsformen durchführen. Allerdings sollte man in diesem Fall die Dosierung auf das Zwei- bis Dreifache erhöhen, damit den pathogenen Viren und Bakterien die Lebensgrundlage entzogen wird. Knoblauch sollte am Abend nach 18 Uhr nur in kleinsten Mengen bzw. nicht mehr verwendet werden. Andernfalls könnte es zu Schlafstörungen kommen.

Meerrettich

Wesentl. Inhaltsstoffe:
Vit. A, B1, B2, C, Calcium, Kalium, Magnesium, Niacin, Eisen, Kupfer, Germanium, Selen, Natrium, Phosphor, Schwefel, äth. Öle, Asparagin, Glutamin, Alluxorbase, Oxydase, Peroxydase, Enzym Hyrosin, Hauptwirkstoff ist Sinigrin und das Senföl Allyl.

Unterstützende Heilwirkung:
Meerrettich ist ebenfalls ein natürliches pflanzliches Antibiotikum. Antibakterielle, desinfizierende und durchblutungsfördernde Wirkung im Verdauungsbereich, hemmt das Wachstum der negativ wirkenden Bakterien und Pilze im Dünn- und Dickdarmbereich, regt die Darmperistaltik an. Meerrettich fördert den Gallenfluß und die Enzymbildung in der Bauchspeicheldrüse. Er hat auf das Gefäßsystem eine regenerierende Wirkung, und der Schwefel verbessert die Sauerstoffausnutzung im Organismus. Er zeigt auch im Nieren- und Blasenbereich eine gute antibakterielle und desinfizierende Wirkung, aktiviert den Stoffwechsel und entwässert den Körper. Meerrettich schwemmt bei Rheumatikern und Gichtkranken Schlacken und Harnsäurekristalle aus und stimuliert das körpereigene Immunsystem. Er regt die Gehirntätigkeit an und wirkt schleimlösend im Neben- und Stirnhöhlenbereich sowie im Bronchialsystem.

Anwendung:
Entweder als geriebener Meerrettich oder als natürliche Meerrettichsoße zum Gemüse. Es gibt auch im Reformhaus bzw. in der Apotheke reinstes Meerrettich-Destillat als natürliche Medizin zu kaufen. Davon zweimal täglich einen Eßlöffel verdünnt mit einem Glas Wasser auf leeren Magen trinken.

Vorsicht:
Keinen geschwefelten Meerrettich verwenden und bei zuwenig Magensäure nur allerkleinste Mengen verzehren (Gefahr der Magenschleimhautreizung).

Man sollte nahezu täglich danach trachten, abwechselnd entweder fein gehackte und gut gekaute Zwiebeln oder eine frisch gepreßte Knoblauchzehe oder etwas fein geriebenen Meerrettich z.B. zu Gemüsegerichten zu essen. Diese drei wertvollen Gemüsearten haben vor allem im Dünn- und Dickdarmbereich sowie im Blasen-Nierenbereich vorzügliche unterstützende antibakterielle und desinfizierende Heilwirkungen.

Grüne Blattsalate - gigantische Speicherzentren der Sonnenenergie

Grüne Salatblätter sind Gesundheitsförderer ersten Ranges und werden seit Jahrtausenden als hochwertiges Lebens- und unterstützendes Heilmittel geschätzt und verehrt. Ohne sie wäre die Entwicklung des menschlichen Lebens auf der Erde nicht möglich gewesen. Der grüne Pflanzenfarbstoff (Chlorophyll) im Blattgrün gehört chemisch zu der Gruppe der Lipochrome. Darunter versteht man gelbe bis orange Pflanzenfarben, die man z.B. im gelben Paprika oder in den Karotten findet.

Chlorophylle sind Magnesiumkomplexe, die zur Photosynthese erforderlich sind. Sie haben durch sogenannte Chloroplasten (hochentwickelte Membransysteme) die Fähigkeit, Lichtenergie aufzunehmen und diese über bestimmte Reaktionszentren als elektrische Energieform weiterzuleiten und zu speichern.

Wesentliche Inhaltsstoffe:
Chlorophyll, Eisen, Magnesium, Bitterstoffe wie Intybin, Vitamin A, B1, B2, K, Folsäure, Niacin, Kupfer, Jod, Calcium, Lipide, Natrium, Zink, Mangan, Selen, sowie Lipide, stoffwechselfreundliche Aminosäuren, Asparagin und Lactocerol.

Unterstützende Heilwirkung:
Ernährungsphysiologisch wegen des reichen Chlorophyll-, Eisen- und Magnesiumgehaltes ein unentbehrlicher Faktor bei der Blutbildung und Sauerstoffbindung im Organismus. Die Bitterstoffe besitzen eine galle- und harntreibende Wirkung und fördern die Durchblutung im Verdauungsbereich. Sie stimulieren die Verdauungssäfte aus Pankreas, Magen, Leber, Galle und Dünndarm und gewährleisten eine deutliche Verbesserung der gesamten Verdauungsfunktion. Frische grüne Blätter liefern durch die **Photosynthese den Zellen und Geweben hochwertige Sonnen- und Lichtenergie aus dem Kosmos und fördern dadurch nachhaltig die Zellatmung und den Zellstoffwechsel im** gesamten Organismus. Dies ist ein wesentlicher Faktor, um den biologischen Alterungsprozeß des menschlichen Körpers zu verlangsamen. Das lebenswichtige Chlorophyll sowie die vorher aufgeführten Vitalstoffe unterstützen in ihrem Zusammenwirken maßgeblich die präzisen Funktionen im Gehirn, Nerven-, Hormon- und Zellsystem.

Auch bei Konzentrationsstörungen, Eisen- und Energiemangel ist frischer, biologischer grüner Blattsalat ein erstrangiges Lebens- und Heilmittel. Da es der

Übersäuerung in den Körperflüssigkeiten entgegenwirkt, ist dieses wertvolle Blattgrün ein idealer Ernährungsfaktor bei Neigung zu den typischen Stoffwechselkrankheiten, wie z.b. Arthritis, Arthrose, Magen-, Leber-, Galle-, Pankreas- und Nierenerkrankungen.

Das im grünen Blattgemüse enthaltene Vitamin K (Phyllochinon) fördert die Bildung verschiedener physiologischer Blutgerinnungsfaktoren, u.a. steuert es die Synthese des Enzyms Prothrombin und wahrscheinlich die ß-Globulinsynthese in der Leber. Somit wirkt dieses Vitamin unterstützend bei der Verhinderung innerer und äußerer Blutungen, die aufgrund von schweren Entzündungen oder Verletzungen entstehen könnten. Ferner ist Vitamin K beim Elektronentransport in der Atmungskette vieler entscheidender aerober Bakterienstämme beteiligt.

Auch bei akuten und chronischen Dünn- und Dickdarmerkrankungen sind feine grüne Blattsalate eine ideale Heilnahrung. Lactocerol ist ein Stoff, der auf das vegetative Nervensystem eine beruhigende und entspannende Wirkung ausübt.

Grüne Blätter unterstützen desweiteren durch ihre wundervolle und ausgleichende Zusammensetzung die positive Charakterentwicklung des Menschen. Friedfertigkeit, Ruhe, Harmonie und Ausgeglichenheit werden gefördert. Die Natur und ihre Gesetze zeigen in eindrucksvoller Weise, wie friedvoll, gesund und ausgeglichen diejenigen Tiere leben, welche sich zu einem Großteil mit den wertvollen chlorophyllhaltigen Blättern ernähren (z.b. Schafe, Rehe, Zebras, Kühe usw.)

Anwendung:
Aus all diesen Gründen sollte dieses gesundheitsfördernde vitalstoffreiche Gemüse mit dem grünen Pflanzenfarbstoff Chlorophyll und der gespeicherten Sonnenenergie einen festen Platz in der täglichen Ernährung haben. Es ist optimal verträglich und kann selbst von Menschen mit einem gestörten Verdauungssystem bei richtigem Eßverhalten (intensives Kauen) gut aufgeschlossen und ausgewertet werden.

Verdauungsfreundliche Sorten sind:
Kopfsalat, Feldsalat (Rapunzel), Portulak, Endiviensalat und Chicoreesalat.

Weitere Sorten:
Radicchio, Chinakohl und Eissalat.

Frische Kräuter und Gewürze stimulieren die Verdauungsprozesse

Frische Kräuter, Wildkräuter und Gewürze sind wie die grünen Salate ernährungsphysiologisch wertvolle Geschenke der Mutter Natur. Sie werten die täglichen Speisen auf, wenn man sie abwechselnd dem Rohkostteller, der Gemüsesuppe, Milchprodukten, einem Butterknäckebrot oder anderen gesundheitsfördernden Speisen in Maßen beigibt. Durch ihren Eisengehalt sind sie eine wertvolle Unterstützung bei Eisenmangelerscheinungen und stimulieren außerdem die physiologische Blutbildung.

Basilikumblätter

Wesentl. Inhaltsstoffe:
Vitamin A, B1, B2, C, Calcium, Kalium, Magnesium, Natrium, Phosphor, hochwertiges Eisen, ätherische Öle (Methylchavicol), Aromastoffe, Bitterstoffe, Saponine, Glykoside, Gerbstoffe, Chlorophyll.

Unterstützende Heilwirkung:
Bietet eine hervorragende Würze sowie einen vorzüglichen Geschmack. Wirkt appetitanregend, entkrampfend, stimuliert die Verdauungsdrüsen, fördert den Stoffwechsel und die Blutbildung. Außerdem wirken die im Kraut enthaltenen Öle Eugenol und Estragol ausgleichend auf das Nervensystem.

Bärlauchblätter

Wesentl. Inhaltsstoffe:
Vitamin A, B1, B2, C, Eisen, Magnesium, Calcium, Kalium, Mangan, Natrium, Kobalt, Kupfer, Zink, Molybdän, Selen, Phosphor, Niacin, ätherische Öle, Chlorophyll, Biokatalysatoren, Aminosäuren, schwefelhaltige Stoffe, Allicin.

Unterstützende Heilwirkung:
Bärlauch hat ähnlich wie Knoblauch eine unterstützende Heilwirkung auf das Herz- und Kreislaufsystem, senkt erhöhte Fett- und Cholesterinwerte, macht das Blut fließfähiger und bremst unterstützend die Arteriosklerose. Er wirkt durch seinen hohen Eisen-, Magnesium- und Chlorophyllgehalt blutbildend und -reinigend. Außerdem hat er eine desinfizierende Wirkung im Darmbereich und verhindert das Wachstum negativer Viren und Bakterien. Bärlauch eignet sich zu einer Reinigungs- und Regenerationskur im Frühjahr.

Anwendung:
Frische kleingehackte Bärlauchblätter verfeinern den Geschmack von Speisen vortrefflich. Das reichliche Chlorophyll in den Blättern verhindert den unangenehmen Geruch nach dem Essen.

Bärlauch findet man an schattigen, feuchten Plätzen, z.b. auf schattigen feuchten Wiesen und Hängen an Waldrändern. Er blüht von ca. Mitte Mai bis Juni. Die Blätter sollen vor der Blütezeit gepflückt werden, denn nur die frischen grünen Blätter haben die hervorragende Heilwirkung.

Brunnenkresse

Wesentl. Inhaltsstoffe:
Vitamin A, B1, B2, B6, C, D, Niacin, Natrium, Kalium, Calcium, Phosphor, Eisen, Schwefel, Jod, Senföle, Chlorophyll, verschiedene Aminosäuren.

Unterstützende Heilwirkung:
Fördert den Stoffwechsel und die Ausscheidung von Schlacken über die Nieren. Sie ist eine wertvolle Hilfe, um Umweltbelastungen bzw. Vergiftungen im Organismus unterstützend zu beseitigen. Stimuliert die Verdauungsdrüsen und regt durch ihren physiologischen Jodgehalt die Schilddrüse sanft an. Die Brunnenkresse trägt zur Blutreinigung bei und wirkt im Darmbereich als natürliches Antibiotikum.

Vorsicht:
Bei starken Nierenentzündungen könnten größere Mengen durch die intensiv wirkenden Senföle zu Reizungen führen.

Hinweis:
Gartenkresse hat in etwa die gleichen unterstützenden Heilwirkungen wie die Brunnenkresse. Nur ist ihre Wirkung etwas milder.

Dill

Wesentl. Inhaltsstoffe:
Vitamin A, B1, B2, C, Kalium, Calcium, Magnesium, Eisen, Phosphor, Schwefel, ätherische Öle wie Apiol, Carvon, Anethol, Myristin.

Unterstützende Heilwirkung:
Regt die Nierenfunktion an und fördert die Harnentleerung, milde blutdrucksenkende Wirkung. Reinigt und desinfiziert den Magen- und Darmbereich, zeigt eine entkrampfende Komponente bei nervösen Darmbeschwerden und stimuliert die Funktion von Leber und Galle. Dill zeigt eine beruhigende Wirkung auf Nerven, Magen, Darm und Atmungsorgane. Selbst bei Herzbeklemmungen wirkt er lindernd und wohltuend.

Löwenzahnblätter

Löwenzahn hat durch seine wertvollen Inhaltsstoffe eine optimal unterstützende Heilwirkung auf Leber, Galle, Magen, Dünndarm und Gehirn.

Wesentl. Inhaltsstoffe und unterstützende Heilwirkung:
siehe im Kapitel "Jungbrunnen aus grünen Pflanzensäften".

Petersilie

ist für den Zellenstaat Körper und das Gehirn derart wertvoll, daß sie sooft wie möglich als zusätzliches "Grün" auf dem gesundheitsbewußten Eßtisch stehen sollte.

Wesentl. Inhaltsstoffe und unterstützende Heilwirkung:
siehe im Kapitel "Jungbrunnen aus grünen Pflanzensäften".

Schnittlauch

Wesentl. Inhaltsstoffe:
Vitamin A, B1, B2, C, Niacin, Calcium, Kalium, Magnesium, Natrium, Phosphor, Eisen, Schwefel, Senföle, Lauchöl, Saponine.

Unterstützende Heilwirkung:
Er fördert die Verdauungsprozesse, regt den Appetit sowie die Sekretion der Verdauungsdrüsen an und hat wie alle Lauchgewächse in gut gekautem Zustand eine desinfizierende Wirkung im Darmbereich. Ebenso zeigt er eine regenerierende Wirkung der Schleimhäute im Bronchial- und Verdauungsbereich.

Meersalz

Auch echtes Meersalz kann in geringer Dosierung als gesunde Würze dienen. Es sollte jedoch bei der Nahrungszubereitung nicht erhitzt werden, weil sich das vor allem bei Neigung zu Bluthochdruck sowie Nieren- und Herzerkrankungen nachteilig auswirkt. Man verwende entweder echtes Meersalz alleine oder die bereits fertige Frischkräutermischung Herbamare, bestehend aus echtem Meersalz und zusätzlich getrockneten biologischen Gewürzkräutern. Zuviel Meersalz beeinflußt die Zellbiochemie wie den Wasserhaushalt und Nierenstoffwechsel nachteilig.

Gewürzkräuter stets nach innerem Bedürfnis dosieren und daran denken, daß bereits geringe Mengen eine große Wirkung im Körper erzielen.

Gewürz-kräuter	Wesentliche Inhaltsstoffe	Unterstützende Heilwirkung
Basilikum	siehe unter "Frische Kräuter"	siehe unter "Frische Kräuter"
Rosmarin	Ätherische Öle wie Cineol, Borneol, Rosmarinkampfer, Saponine, Bitterstoffe, Gerbstoffe, Eisen und weitere Mineralien und Spurenelemente, Symbionten, positive Elektrizitätsarten	Anregend auf Herz-Kreislauf, Atmung, Gehirn und Nervensystem. Krampflösend und galletreibend, fördert das Konzentrationsvermögen
Oregano	Ätherische Öle wie Thymol, Cymol und Carvacrol, Gerbstoffe, Flavonoide, Eisen und weitere Mineralien und Spurenelemente, Symbionten, positive Elektrizitätsarten	Blähungswidrig, krampflösend im Darmbereich, drüsenstimulierend und verdauungsfördernd. Beeinflußt das darmspezifische Mikroleben positiv
Dill	siehe unter "Frische Kräuter"	siehe unter "Frische Kräuter"
Thymian	Ätherische Öle wie Thymol und Cymol, Flavone, Phytonzide, Gerb- und Bitterstoffe, Eisen und weitere Mineralien und Spurenelemente, Symbionten, positive Elektrizitätsarten	Krampflösend im Magen- und Darmbereich, desinfizierend gegen schädliche Bakterien, bei Husten lösend und auswurffördernd. Unterstützt das darmspezifische Mikroleben
Koriander	Ätherische Öle, Gerbstoffe, Bitterstoffe, Flavonoide, Mineralien und Spurenelemente, Symbionten, positive Elektrizitätsarten	Blähungswidrig, krampflösend, anregend für Darmschleimhaut, verhindert ein Verkleben der Thrombozyten. Positiv für das Mikroleben im Darm und Blut
Majoran	Ätherisches Öl, Bitterstoffe, Gerbstoffe, Eisen und weitere Mineralien, Spurenelemente, Symbionten, positive Elektrizitätsarten	Im Magen- und Darmbereich krampflösend, blähungswidrig, gegen Gärungserscheinungen, mikroorganismenfreundlich
Estragon	kleine Mengen ätherisches Öl, Bitterstoffe, Gerbstoffe, Eisen, Spuren von Jod, sowie weitere Mineralien und Spurenelemente, Symbionten	Appetitanregend, blähungswidrig, krampflösend, verdauungsfördernd, durchblutungsfördernd für Darmschleimhautbereich, harntreibend. Positiv für das Mikroleben im Darm

Gewürz-kräuter	Wesentliche Inhaltsstoffe	Unterstützende Heilwirkung
Ingwer	Ätherisches Öl, Gingerol und Shoyaol als Scharfmacher, Bitter- und Gerbstoffe, Mineralstoffe und Spurenelemente, positive Elektrizitätsarten	Steigert die Fermenttätigkeit der Verdauungsdrüsen, appetitanregend, magenwärmend, bei Magenerkrankungen, z.B. Übelkeit und Erbrechen. Fördert die Mikroprozesse
Paprika bzw. Peperocchini	siehe unter Kapitel "Gemüse als hochwertiges Lebens- und Heilmittel"	siehe unter Kapitel "Gemüse als hochwertiges Lebensmittel"
Curry	Ätherisches Öl, Bitterstoffe, Kurkumin (gelber Farbstoff), Aromastoffe, Gerbstoffe, Mineralstoffe und Spurenelemente, Symbionten, positive Elektrizitätsarten	Fördert den Leberstoffwechsel, regt die Gallenbildung und die Entleerung der Gallenblase an, stimuliert die Magensaftsekretion. Zeigt eine antibiotische Wirkung, verhindert Verkleben der Thrombozyten, ist mikroorganismenfreundlich
Cayennepfeffer oder Chili	Ätherisches Öl, Capsaicin als Scharfmacher, Gerbstoffe, Mineralien und Spurenelemente, Symbionten, positive Elektrizitätsarten	Regt die Durchblutung der Darmschleimhäute an, fördert die Speichelbildung, regt Herz und Kreislauf an, verhindert ein Verkleben der Thrombozyten. Kleine Mengen verwenden
Fenchel	siehe Kapitel "Gemüse als hochwertiges Lebensmittel"	siehe Kapitel "Gemüse als hochwertiges Lebensmittel"
Kümmel	Ätherische Öle, wie Anethol, Anissäure, Methylcharicol, Anisketon, Anisaldehyd, Gerbstoffe, Bitterstoffe, Spurenelemente, Symbionten, positive Elektrizitätsarten	Gegen Blähungen, fördert die Gallenproduktion, ist magenstärkend, durchblutungsfördernde Wirkung im Darmbereich. Fördert das Mikroleben im Verdauungssystem. Wirkt gegen Husten und Bronchialkatarrh
Knoblauch Meerrettich Zwiebel	siehe unter Kapitel "Gemüse als hochwertiges Lebensmittel"	Derart wertvoll, daß sie nahezu täglich abwechselnd auf dem gesunden Eßtisch stehen sollten. Nähere Angaben siehe unter Kapitel "Gemüse als hochwertiges Lebensmittel"

Gemüsesäfte als verjüngende Heilquelle für Zellen und Gehirn

Eine denaturierte, zellfunktionsstörende und genußbetonte Ernährungs- und Lebensweise mit künstlichen Zusatzstoffen (Farb-, Aroma- und Geschmackstoffe, ranzige und erhitzte Fette, Mißbrauch stark wirkender Medikamente, starke alkoholische Getränke, Kaffee usw.) hinterläßt in den Magen- und Darmwänden negative Spuren, da sich diese dort zum Teil ab- und einlagern. Die Folgen sind Magenübersäuerung, Sodbrennen, Aufstoßen, Magendrücken, Krämpfe und letztlich Geschwüre im Magen- und Zwölffingerdarmbereich. Dadurch werden die physiologischen Vorverdauungsprozesse sowie das magen- und darmspezifische Nervensystem nachhaltig gestört und beeinträchtigt. Die zugeführte Nahrung kommt nun schlecht vorbereitet über den noch meist zusätzlich geschädigten Magenpförtner in den Zwölffingerdarm. Jener degenerierende Weg schwächt zudem noch das wichtige Funktionsmilieu in diesem Verdauungsabschnitt und entzieht den positiv wirkenden Mikroorganismen den gesunden Nährboden. Dieser Teufelskreis führt nun in der Folge wieder zu weiteren Störungen im gesamten Dünn- und Dickdarmbereich. Frisch hergestellte Gemüsesäfte sind für den gesamten Zellenstaat Körper ernährungsphysiologis ch sehr wertvoll.

Da die Säfte bereits von der Zellulose befreit sind, werden sie im Verdauungssystem schnell und mühelos resorbiert und gelangen von dort aus rasch in die Blutbahn.

Ihre äußerst gesundheitsfördernde Wirkung kann sich somit relativ schnell im gesamten Organismus und Gehirn verbreiten. Gemüsesäfte gleichen Mangelzustände aus und wirken auf das gesamte Zell-, Verdauungs- und Stoffwechselgeschehen harmonisierend. Durch ihr sehr günstiges physiologisches Kalium-Natriumverhältnis haben sie einen optimalen Einfluß auf die lebenswichtigen Funktionsvorgänge im intra- und extrazellulären Geschehen. Außerdem leisten diese hochwertigen Gesundheitselixiere durch ihre wertvollen Vitalstoffe einen außerordentlichen Beitrag dazu, den Säure-Basenhaushalt sowie die hochkomplizierten Funktions- und Steuerprozesse in Gehirn, Nerven-, Hormon- und Immunsystem im harmonischen Gleichgewicht zu halten, bzw. laufend zu verbessern. Folgende Gemüsesäfte fördern im gesamten Körper und Gehirn die Jungerhaltung und Elastizität von Zellen und Gefäßwänden sowie alle damit verbundenen Heil- bzw. Regenerationsprozesse und sind deshalb besonders zu empfehlen.

Artischockensaft

Wesentl. Inhaltsstoffe:
Vitamin A, B1, B2, C, E, Niacin, Calcium, Kalium, Magnesium, Eisen, Mangan, Kupfer, Silizium, Schwefel, Phosphor, Flavonoide wie Luteolin, Scolymosid und Cynarosid, Inulin, Bitterstoffe, Cynarin, Cynaropikrin.

Unterstützende Heilwirkung:
Der Saft der Artischockenblätter fördert den Leberstoffwechsel, die Leberentgiftung, regt den Gallenfluß an, wirkt günstig bei Gallensteinleiden und senkt den erhöhten Cholesterin- und Triglyzeridspiegel. Es wird allgemein der Gesundheitszustand im Magen-, Darm-, Leber-, Galle- und Pankreasbereich gefestigt sowie das lebenswichtige Enzymsystem stimuliert. Die wertvollen Inhaltsstoffe tragen außerdem zu einem positiven Mikroleben im Dünn- und Dickdarmbereich bei.

Hinweis: Man beachte die Dosierungsrichtlinien der Hersteller.

Fenchelsaft

Wesentl. Inhaltsstoffe und unterstützende Heilwirkung:
s. Kapitel "Gemüse als hochwertiges Lebensmittel und unterstützende Heilquelle"

Anwendung: ca. 1 kleines Glas Fenchelsaft pro Woche

Gurkensaft

Wesentl. Inhaltsstoffe und unterstützende Heilwirkung:
s. Kapitel "Gemüse als hochwertiges Lebensmittel und unterstützende Heilquelle"

Karottensaft

Wesentl. Inhaltsstoffe und unterstützende Heilwirkung:
s. Kapitel "Gemüse als hochwertiges Lebensmittel und unterstützende Heilquelle"

Der frisch gepreßte Karottensaft unterstützt vorzüglich lebenswichtige Heil- und Regenerationsprozesse im Zellenstaat Körper und Gehirn. Die wertvollen Vitalstoffe fördern den Zellstoffwechsel, die Zellatmung sowie wesentliche Funktionsprozesse im Gehirn, Verdauungs- und Hormonsystem. Dies ganz besonders unter Zugabe einer frisch entsafteten Knoblauchzehe oder einer sehr kleinen Meerrettichecke (zusätzliche Germanium-, Schwefel- und Selenquelle sowie pflanzlich-antibiotische Eigenschaften). Die ätherischen Öle, der Pflanzenfarbstoff Xanthophyll und Knoblauch eliminieren negative Parasiten im

Dünn- und Dickdarmbereich. Karottensaft stärkt das Immunsystem und fördert durch Provitamin A (Beta-Carotin) die ständig notwendige Regeneration von überanstrengten Augen, Sehnerven, Haut und Schleimhäuten im Organismus, besonders auch der Dünn- und Dickdarmschleimhaut. Er verjüngt speziell die Hautzellen und hält sie elastisch.

Anwendung:
Frisch gepreßter Karottensaft ca. 20 Minuten vor einer Hauptmahlzeit oder als Zwischengetränk ist ein vorzügliches Gesundheitsgetränk. Auch zum Hirsefrühstück ist neben Apfelkompott, Sesam- oder Mandelmilch frisch gepreßter Karottensaft eine sehr gesundheitsfördernde Alternative.

Kartoffelsaft

Wesentl. Inhaltsstoffe:
Vitamin A, B, C, K, Kalium, Calcium, Magnesium, Kupfer, Natrium, Eisen, Jod, Mangan, Zink, Fluor, Phosphor, Kobalt, wertvolle Aminosäuren, Pantothensäure, gut verwertbare Kohlenhydrate, kleinste Spuren Atropin.

Unterstützende Heilwirkung:
Der Kartoffelsaft hat die besondere Heilkraft, krankmachende Gifte und Schlacken im Magen- und Darmbereich nach und nach zu lösen und auszuscheiden. Deshalb zeigt eine Kartoffelsaftkur günstige Heilwirkungen bei Neigung zu Sodbrennen, Gastritis, sowie Magen- und Zwölffingerdarmgeschwüren. Die Kartoffel beinhaltet auch kleinste Spuren von Atropin. Dieser Stoff zeigt desweiteren eine krampflösende Komponente bei Anfälligkeit zu Magenkrämpfen. Der hohe Kaliumwert hat eine zusätzlich entwässernde Wirkung im Organismus, was sich günstig bei Herz- und Nierenerkrankungen sowie Rheuma, Gicht und Arthritis auswirkt. Das ideale Kalium-Natriumverhältnis unterstützt darüberhinaus die intra- und extrazellulären Prozesse positiv. Ferner haben Kartoffeln eine beruhigende, ausgleichende und sehr basische Wirkung.

Anwendung:
Der Kartoffelsaft kann auch mit 1/3 Karottensaft gemischt werden, denn beide ergänzen sich in ihrer Wirksamkeit. Im Reformhaus erhält man auch einen speziell gepreßten und qualitativ guten Kartoffelsaft fertig zu kaufen.

Vorsicht:
Die grünen Teile der Kartoffel enthalten ein giftiges Alkoloid, das man Solanin nennt. Man sollte deshalb immer beim Pressen des Saftes oder beim Dünsten die grünen Teile der Kartoffel entfernen.

Kürbissaft

Wesentl. Inhaltsstoffe:

Vitamin A, B1, B2, B6, C, E, Niacin, Biotin, Folsäure, Pantothensäure, Natrium, Magnesium, Calcium, Eisen, Kupfer, Zink, Molybdän, Aminosäuren, hoher Anteil stoffwechselfreundlichen Fruchtwassers. Die getrockneten Kürbiskerne enthalten zudem hormonstimulierende Stoffe und Nukleinsäuren.

Unterstützende Heilwirkung:

Kürbissaft regt die Nieren- und Blasentätigkeit an, unterstützt bei Nieren-, Herz- und schweren Leberleiden die Ausschwemmung von Ödemen, wirkt gegen negative Parasiten im Verdauungstrakt, bindet Schlacken im Dünn- und Dickdarmbereich und unterstützt deren Ausscheidung. Gute Heilwirkung der getrockneten Kürbiskerne bei Neigung zur Prostatavergrößerung und erschwertem Wasserlassen. Stärkt und kräftigt die Blasenmuskulatur. Gleicht bei Mann und Frau Dysfunktionen im Hormonsystem aus. Begünstigt den Aufbau der Zellstrukturen. (siehe auch Kapitel "Die besondere Heilkraft der Kürbiskerne")

Hinweis:

Sehr empfehlenswert auch als schonend gedünstetes Gemüse. Das Kürbisgemüse solle vorzugsweise mit "grünem" Gemüse kombiniert werden, z.B. mit Broccoli usw.

Rote Bete Saft

Wesentl. Inhaltsstoffe und unterstützende Heilwirkung:

s. Kapitel "Gemüse als hochwertiges Lebensmittel und unterstützende Heilquelle".

Anwendung:

Die unterstützende Heilwirkung der blauroten Pflanzenfarbstoffe wird durch Hinzugabe einer ausgepreßten Zitrone noch intensiviert, z.B. in Verbindung mit Rote Bete Pulver.
(siehe auch Kapitel "Rote Bete Pulver")

Schwarzrettichsaft

Wesentl. Inhaltsstoffe:

Diese Rettichart beinhaltet neben vielen wertvollen Vital- und Wirkstoffen vor allem Bitterstoffe, schwefelhaltiges ätherisches Öl Raphanol und Senföle wie Divinylsulfide und Allylsulfide.

Unterstützende Heilwirkung:

Rettichsaft aus schwarzem Rettich regt die Lebertätigkeit an und fördert die Entleerung der Gallenblase. Er ist deshalb ein gutes Heilmittel bei Störungen des Gallenflusses durch Gallengrieß bzw. Gallensteine.

Anwendung:
Eine Kur aus natürlichem Schwarzrettich-Pflanzensaft sollte in Absprache mit einem Ernährungstherapeuten (ganzheitlich orientierter Arzt oder Heilpraktiker) durchgeführt werden. Um den Erfolg zu fördern, empfiehlt es sich, für eine regelmäßige Entleerung des Dick- und Mastdarmes zu sorgen (ca. 2 mal täglich Stuhlgang). Es ist ratsam, ca. drei- bis viermal jährlich jeweils eine Flasche Schwarzrettichsaft einzunehmen, um den Leber- und Gallenbereich zu stimulieren bzw. zu regenerieren.

Hinweis:
Durch den Abgang von Steinen kann es zur Gallenkolik kommen, indem sich ein Gallenstein im Ausführungsgang verklemmt. Bei **akuten** Entzündungen der Nieren- und Gallenwege sollte deshalb Rettichsaft nur in kleinsten Mengen verzehrt werden.

Selleriesaft

Wesentl. Inhaltsstoffe und unterstützende Heilwirkung:
s. Kapitel "Gemüse als hochwertiges Lebensmittel und unterstützende Heilquelle".

Hinweis:
Wegen der stark diuretischen Wirkung sollten bei akuter Nierenentzündung bis zur Ausheilung nur kleine Mengen von Selleriesaft genommen werden.

Die Dosierung der Gemüsesäfte

Man kann von diesen Wunderelixieren aus dem Garten der Schöpfung abwechselnd und je nach Gefühl täglich bzw. jeden zweiten Tag ein kleines frisch gepreßtes Glas langsam, bewußt und mit Freude genießen. Nach Empfinden ist es auch möglich, diese einzigartigen Gesundheitsgetränke mit einer kleinen Menge guten Heil- oder Quellwassers (ohne Kohlensäure) zu verdünnen.

Frische Gemüsesäfte trinkt man am besten auf leeren Magen entweder ca. 20 - 30 Minuten vor einer Hauptmahlzeit oder einfach als Kräftigungs- und Energieelixier zwischen zwei Mahlzeiten.

Es besteht auch die Möglichkeit, alle erwähnten Gemüsesäfte in guter Qualität in Geschäften für gesunde Ernährung (Reformhäuser und Naturkostläden) zu kaufen. Dabei beachte man die Dosierungshinweise der Hersteller.

Jungbrunnen aus grünen Pflanzensäften

Getränke aus grünen Frischpflanzen und speziellen Heilkräutern sind für den menschlichen Organismus "Wunderelixiere". Sie halten Gehirn und Körperzellen jung und sind einer der wesentlichen Schlüssel für geistige Spannkraft und körperliche Vitalität. Die grüne Pflanze besteht aus Tausenden von winzig kleinen Lichtsammelzentren, die in den Chlorophyllteilchen zu finden sind. Diese Zentren resorbieren die Sonnen- und Lichtenergie und wandeln sie gleichzeitig in eine für den menschlichen Organismus aufnehmbare Elektronenform um. Diese in den Pflanzen gespeicherte, äußerst wertvolle naturgesetzliche Lichtenergie (Biophotonen) unterstützt den Körper bei zahlreichen lebenserhaltenden Vorgängen. Auf ebenso wundersame Art und Weise bereiten diese Produzenten die wichtigen Bodenmineralien für den menschlichen Organismus auf. Der Mensch vermag so über die Pflanzenwelt lebenswichtige Mineralien und Spurenelemente (Vitalstoffe) aufzunehmen.

Somit ist die Pflanze ein unentbehrlicher Mittler, der für den Menschen zunächst unzugängliche Rohstoffe aus Erde und Kosmos in eine für seinen hochkomplizierten Organismus verwertbare Form umwandelt.

Chlorophyll ist im Atomaufbau dem roten Blutfarbstoff (Hämoglobin) sehr ähnlich. Der Unterschied liegt darin, daß Chlorophyll einen Kern aus Magnesium, Hämoglobin dagegen einen Kern aus Eisen aufweist. Sobald also der Organismus regelmäßig mit den Naturelementen Eisen, Magnesium, Chlorophyll, qualitativ guten Eiweißbausteinen und gutem Sauerstoff versorgt wird, hat er die Möglichkeit, ständig hochwertiges Hämoglobin (roten Blutfarbstoff) zu bilden. Dies ist wiederum eine wesentliche Voraussetzung dafür, daß der gesamte Zellenstaat und das Gehirn ständig mit dem lebenswichtigen Sauerstoff reichlich versorgt werden können und die physische Energie in den Zellen optimal freigesetzt wird.

Zellsäfte aus grünen Pflanzen als sanfte Medizin

Nachfolgende Zellsäfte aus frischem grünen Blattgemüse und speziellen Heilkräutern unterstützen in erster Linie Blutbildung und Blutreinigung und stimulieren sowohl den Stoffwechsel als auch die Zellatmung. Dies wirkt sich positiv auf die Regeneration und Lebensdauer der einzelnen Körperzellen aus und verlangsamt den Alterungsprozeß. Auch die präzise Funktionsfähigkeit von Gehirn, Nerven- und Hormonsystem sowie das physiologische Gleichgewicht in den Körpersäften wird dadurch nachhaltig unterstützt.

Baldriansaft

Wesentl. Inhaltsstoffe:
Vitamine, Mineralien, Spurenelemente, Alkaloide wie Valerin und Chatinin, äth. Öl mit Valerensäuren, Gerbstoffe, weitere krampflösende und ausgleichende Stoffe.

Unterstützende Heilwirkung:
Frischer Preßsaft aus der Baldrianwurzel zeigt krampflösende, ausgleichende und harmonisierende Eigenschaften. Einsatz bei nervösen Herz- und Magenbeschwerden, nervös bedingten Einschlafstörungen, Reiz- und Überregbarkeit sowie Nervenschwäche. Er fördert die Präzision und das harmonische Zusammenwirken zwischen Gehirn, Nerven-, Hormonsystem und Körperzellen.

Hinweis:
Bei nervösen Herzbeschwerden ist Baldrian- mit Weißdornsaft (Reformhaus) eine ideale Kombination.

Bärlauchblätter

Wesentl. Inhaltsstoffe und unterstützende Heilwirkung:
siehe Kapitel "Frische Kräuter und Gewürze stimulieren die Verdauungsprozesse".

Birkenblätter

Wesentl. Inhaltsstoffe:
Vitamin A, B1, B2, C, Calcium, Magnesium, Phosphor, Flavonoid Hyperosid, Saponine, ätherische Öle, Gerbstoffe, organische Säuren.

Unterstützende Heilwirkung:
Es hat einen tiefen Grund, daß in allen guten Naturheilmitteln die zur Entschlackung und Ausscheidung eingesetzt werden, die Inhaltsstoffe der Birkenblätter (Betula alba) zu finden sind. Die Flavonoide in den grünen Birkenblättern lösen und binden Stoffwechselschlacken im gesamten Organismus und regen gleichzeitig über Niere und Blase deren schonende Ausscheidung an. Sie stärken zudem das Nierengewebe und haben eine desinfizierende Wirkung auf die Harnwege. Birkensaft wird vorzugsweise bei Rheuma, Arthritis, Gicht und anderen schlackenbedingten Krankheiten eingesetzt. Auch bei Bluthochdruck (zweiter RR-Wert), der auch aufgrund von Ablagerungen in den Nierengeweben entstehen kann, ist eine Reinigung mit Birkensaft angezeigt.

Hinweis:
Bei Eigenherstellung, nur grüne Blätter von ca. Mai bis August verwenden.

Achtung:
Bei starken Schlackenansammlungen mit geringer Dosis, ca. 1 EL Birkensaft jeden 2. Tag auf ca. 0,15 L Wasser, auf nüchternen Magen oder als Zwischengetränk beginnen. Ca. 1-2 Flaschen pro Monat verwenden. Eine stoffwechselfördernde Ernährung, wie in diesem Buch beschrieben, zeigt bei vermehrten Schlackenansammlungen eine besonders günstige Heilwirkung.

Brennesselspitzen

Wesentl. Inhaltsstoffe:
Vitamin A, B1, B2, C, Phytol (Vitamin K-ähnliche Wirkung), Calcium, Kalium, Natrium, Magnesium, leicht resorbierbares Eisen, Phosphor, Chlorophyll, Histamin, Acetylcholin, Gerbstoffe, Glucokinine, Kieselsäure, Schleimstoffe.

Unterstützende Heilwirkung:
Eine der wertvollsten natürlichen Eisenquellen. Fördert durch pflanzliches Eisen, Chlorophyll und wertvolle Mineralstoffe besonders Blutbildung und Reinigung, wirkt stoffwechselanregend und entschlackend. Steigerung der Harnsäureausscheidung bei Arthritis und Rheuma. Fördert Zellatmung, Zellstoffwechsel und Grundumsatz. Unterstützt die präzisen Funktionsabläufe im Gehirn und Drüsensystem und ist im Klimakterium eine wertvolle Hilfe.

Anwendung: Es empfiehlt sich, ca. 1-2 Getränke pro Woche zu nehmen.

Borretschblätter

Wesentl. Inhaltsstoffe:
Vitamin A, B1, B2, B6, Bausteine für B17, C, Calcium, kalium, Magnesium, Eisen, Natrium, phosphor, Zink, Mangan, Molybdän, Silicea, Saponine, Flavonoide, ätherische Öle, Chlorophyll, Schleim- und Gerbstoffe

Unterstützende Heilwirkung:
Die Inhaltsstoffe des Borretsch weisen Vorstufen von B17 (wichtiges Entschlackungsvitamin) auf. Das Getränk aus Borretschblättern unterstützt die Reinigung und Sanierung geschädigter Zellen von schwer löslichen Schlacken und Giften. Auch bei hartnäckigen rheumatischen Stoffwechselablagerungen und Schlacken sowie bei Herzbeschwerden, Nierenentzündungen, Leber- und Gallenerkrankungen werden Borretschgetränke empfohlen.

Hinweis:
Man kann alle 2-3 Wochen ein Getränk bei Zysten, Myomen und Tumoren als Unterstützung im Sinne einer Ganzheitsbehandlung mit einbauen.

Echinaceasaft

Wesentl. Inhaltsstoffe:
Echinacin, ätherisches Öl, Harze, Bitterstoffe, Phytosterine und das bakteriostatische Prinzip Echinacosid.

Unterstützende Heilwirkung:
Echinacea (Purpursonnenhutkraut) mobilisiert durch seine immunbiologische und phagozytosesteigernde Wirkung die körpereigenen Abwehrkräfte. Daraus ergibt sich eine gesteigerte Resistenz gegen unterschiedliche Krankheitskeime oder schädigende Fremdstoffe. Beugt Infektionskrankheiten vor und unterstützt die Ausheilung wiederkehrender Infekte, insbesondere im Bereich der Atemwege und ableitenden Harnwege.

Anwendung:
Einnahme des Sonnenhutsaftes nach Dosierungsrichtlinien des Herstellers.

Johanniskrautsaft

Wesentl. Inhaltsstoffe:
Vitamin A, B1, B2, C, Niacin, Calcium, Magnesium, Kalium, Phosphor, Bioflavonoide, Gerbstoffe, Hypericin, Hyperosid, Rutin, Rhodan, ätherische Öle, antibakterielle und phytosterole Stoffe.

Unterstützende Heilwirkung:
Johanniskrautsaft hat eine beruhigende und ausgleichende Komponente auf das Gehirn- und Nervensystem, zeigt eine milde antidepressive und stimmungsaufhellende Wirkung, verbessert psychovegetative Störungen sowie Angst und nervöse Unruhezustände. Stimuliert die Ferment- und Gallenproduktion, ist stoffwechselanregend und zeigt bei Entzündungen der Harnwege und Bettnässen (bei Kindern) eine unterstützende Heilwirkung.

Hinweis:
Bei hellhäutigen Personen ist eine Photosensibilisierung möglich, d.h., daß die Empfindlichkeit der Haut auf ultraviolettes Licht erhöht werden kann. Deshalb sollte man bei einer Kur mit Johanniskrautsaft nicht intensiv sonnenbaden. Zudem beachte man die Dosierungsrichtlinien des Herstellers.

Löwenzahnblätter

Wesentl. Inhaltsstoffe:
Vitamin A, B1, B2, C, E, Niacin, Calcium, Kalium, Magnesium, Phosphor, Kupfer, Zink, hochwertiges Eisen, Inulin, Inosit, Cholin, Silizium, Bitterstoff Intybin, Tara-

xin, Chlorophyll, Saponine, Aminosäuren, Phytosterole wie Taraxasterol und Homotarasterol, enzymhaltige Elemente.

Unterstützende Heilwirkung:
Grüne Löwenzahnblätter wirken blutreinigend, entschlackend und verdauungsfördernd. Sie haben Wirkung auf das lebenswichtige Mikroleben im Dünn-und Dickdarmbereich. Dieses wunderbare Heilmittel schützt die Zellmembranen und fördert neben der Zellregeneration der Leber auch die physiologische Gallensekretion und stimuliert Pankreas- und Milzfunktionen. Die Wirkstoffe des Löwenzahns haben eine cholesterinsenkende Komponente. Sie beeinflussen zusammen mit dem hochwertigen Chlorophyll Zellstoffwechsel, Zellatmung, Gehirn, Hormonsystem und Blutbildung sehr positiv.

Anwendung:
Zellsäfte aus grünen Löwenzahnblättern sollten deshalb wegen ihres hohen Gesundheitswertes ca. zwei- bis dreimal pro Woche auf leeren Magen genommen werden. Zudem empfiehlt es sich, desöfteren frische Löwenzahnkräuter in die gemischte Salatplatte zu geben.

Paprikaschoten

Wesentl. Inhaltsstoffe und unterstützende Heilwirkung:
s. Kapitel "Gemüse als hochwertiges Lebensmittel und unterstützende Heilquelle".

Hinweis:
Grüne Paprikagetränke sollten bei Störungen der Schilddrüse und des übrigen Hormonsystems (z.B. im Klimakterium) mit den sehr wertvollen Petersilienblättern kombiniert werden. Dies ist bei dieser Indikation ein sanftes und wunderbar unterstützendes Langzeitheilmittel.

Petersilienblätter

Wesentl. Inhaltsstoffe:
Vitamin A, B1, B2, B6, C, Calcium, Kalium, Eisen, Magnesium, Mangan, Natrium, Kobalt, Kupfer, Zink, Nickel, Phosphor, Biotin, Pantothensäure, Lysin, Lignin, Tryptophan, Bioflavonoide, Apiol (hormonähnlicher Bestandteil).

Unterstützende Heilwirkung:
Petersilienblätter haben hormonausgleichende Eigenschaften, harmonisieren unterstützend den Periodenzyklus der Frau und wirken allgemein auf alle Drüsen im Zellenstaat Körper ausgleichend. Sie besitzen eine kräftigende, vitalisierende und harntreibende Wirkung. Unterstützend gegen Ödeme aufgrund von Herz-, Leber- und Nierenerkrankungen, regen Niere und Blase an und stimulieren die Ausscheidung von Stoffwechselschlacken. Petersilienblätter för-

dern aufgrund der idealen Bestandteile Blutbildung und Reinigung und stärken Bindegewebe sowie Immunsystem.

Anwendung:
Petersilie ist für Zellen, Drüsen und Gehirn derart wertvoll, daß sie sooft wie möglich auf dem gesundheitsbewußten Eßtisch stehen sollte. Als grünes Kräutergetränk gut zu kombinieren mit Paprikaschoten.

Stangensellerieblätter

Wesentl. Inhaltsstoffe:
Die grünen Blätter des Stangensellerie sind sehr reich an heilkräftigen Wirkstoffen: Vitamin A, B1, B2, B6, C, Folsäure, Niacin, Pantothensäure, hochwertiges Natrium, Kalzium und Kalium, Eisen, Phosphor, Magnesium, verschiedene Aminosäuren, ätherische Öle, pflanzliche hormonähnliche Stoffe wie z.B. Apiin und Apiol, reichlich Chlorophyll.

Unterstützende Heilwirkung:
Der Stangensellerie ist eine besondere Quelle von hochwertigem physiologischem Natrium. Dadurch wird die Reinigung und Entschlackung des gesamten Organismus, einschließlich des lebenwichtigen Gehirns über Niere und Haut optimal angeregt. Dies ist vor allem bei Rheuma, Gicht, Arthritis und Übergewicht eine wertvolle Hilfe. Desweiteren werden die Sekretion der Verdauungsdrüsen, der Gallenfluß und - durch insulinähnliche pflanzliche Hormonstoffe - die physiologische Stimulierung der Bauchspeicheldrüse gefördert. Grüne Getränke aus Sellerieblättern haben eine hervorragende basische, beruhigende und entspannende Wirkung auf den Organismus.

Spitzwegerichblätter

Wesentl. Inhaltsstoffe:
Vitamin A, B1, B2, C, Niacin, Calcium, Kalium, hochwertiges Natrium, Magnesium, Phosphor, Eisen, Bitter- und Gerbstoffe, Glykoside z.B. Aucubin, Schleimstoffe, Kieselsäure, antibiotikaähnliche Stoffe

Unterstützende Heilwirkung:
Spitzwegerichblätter beeinflussen aufgrund des Pflanzenschleimes Rachen und Bronchien günstig. Sie wirken deshalb gegen Husten, Heiserkeit, Bronchitis, Verschleimung und verbessern die Sehkraft der Augen. Ferner zeigen sie auch bei Harnwegsentzündungen, Galle-, Leber-, Magen- und Darmerkrankungen eine positive Wirkung. Sie fördern die Symbiose im Dünn- und Dickdarmbereich und tragen wesentlich zur Blut- und Lymphreinigung bei. Saft auch zum äußerlichen Auflegen bei Schwellungen und leichten Hautverletzungen.

Weißdornsaft

Wesentl. Inhaltsstoffe:
Vitamin A, B1, B2, C, Niacin, Kalium, Calcium, Magnesium, Cholin, Acetylcholin, Aesculin, Saponine, Pektin, Gerbstoffe, Crataegussäure, Anthozyane (in den Früchten), Bioflavonoide wie z.B. Quercetin, Hyperosid, Rutin, Vitexin und Procyanidine.

Unterstützende Heilwirkung:
Weißdornsaft fördert die Koronar- und Myocarddurchblutung. Er hat auf die Herzkranzgefäße eine erweiternde Wirkung und zeigt eine blutdrucksenkende Komponente. Er ist als mildes Herztonikum angezeigt bei nachlassender Leistungsfähigkeit des Herzens, Altersherz (Herzschwäche), Druck- und Beklemmungsgefühl in der Herzgegend mit Atemnot und Angstgefühlen sowie leichten Formen von Herzrhythmusstörungen in Verbindung mit langsamer Herztätigkeit. Bei nervösen Herzbeschwerden aufgrund von Überforderung, Streß usw. ist Weißdornsaft in Verbindung entweder mit Johanniskraut-, Melissen- oder Baldriansaft eine empfehlenswerte Unterstützung.

Hinweis:
Die herzstärkende Wirkung zeigt sich individuell erst nach längerer Einnahmezeit von ca. zwei bis fünf Wochen. Bei nervlich bedingten Herzerkrankungen ist Weißdorn- und Baldriansaft eine ideale Kombination. Man beachte die Dosierungshinweise der Hersteller.

Zinnkraut

Wesentl. Inhaltsstoffe:
Vitamin A, B1, B2, B6, C, Calcium, Kalium, Magnesium, Eisen, Phosphor, Natrium, Mangan, Zink, Chlorophyll, reichlich Kieselsäure, Saponin Equisetonin, Flavonoide wie Lutcolin und Isoquercitrin, organische Säuren.

Unterstützende Heilwirkung:
Das heilkundlich interessante Zinnkraut (Ackerschachtelhalm) ist sehr reich an Kieselsäure. Kieselsäure kräftigt das Bindegewebe, strafft die Haut und regt den Stoffwechsel an. Stärkt Haare, Nägel und ist beim Knochen- und Zahnaufbau beteiligt. Es festigt das Stützsystem der Zellwände im Organismus. Zinnkraut fördert das harmonische Zusammenwirken zwischen Gehirn, Nervensystem, Zellen und dem Sonnengeflechtsystem. Es wird auch bei Blasen- und Nierenleiden sowie bei Neigung zu Rheuma und Gicht eingesetzt. Zinnkraut beugt unterstützend der Arteriosklerose vor. Kieselsäure ist ein vorzügliches Schönheitsmittel, weil Haut und Bindegewebe von innen her gestrafft werden.

Anwendung:
Getränke aus grünen Zinnkrautpflanzen sollte man ca. zweimal pro Monat verwenden. Sie eignen sich darüber hinaus auch gut als Badezusatz.

Hinweis:
Weitere Kieselsäurequellen: Spitzwegerich, Gurke, Hirse, Gerste und Hafer.

Herstellung und Dosierung von grünen Kräutergetränken

Die gewaschenen Kräuter (eine kleine Menge) werden in einen Mixer mit etwas Heil- oder Quellwasser gegeben und gründlich zerkleinert. Danach gießt man nochmals ein gut zimmertemperiertes Wasser nach und mixt das Ganze wiederholt sehr intensiv durch. Der grüne Saft wird nun mit Hilfe eines feinen Siebes oder Tuches von den Zelluloseresten getrennt. Nach persönlichem Empfinden sollte man bis zu täglich ein kleines Glas auf leeren Magen entweder am Morgen ca. 1 Stunde vor dem Frühstück, 20 Minuten vor dem Mittagessen oder zwischen zwei Hauptmahlzeiten trinken. Gibt man einmal wöchentlich noch einen halben Eßlöffel Biomaris-Meerestiefwasser hinzu, so werden die biochemischen Zell-, Gehirn-, Nerven- und Hormonfunktionen in ihrer präzisen Wirkung noch wesentlich unterstützt.

Anmerkung:
Man sollte mit den einzelnen Kräuterarten regelmäßig abwechseln, um ein möglichst vielseitiges Heil- und Wirkungsspektrum im Organismus zu erreichen. Mit Ausnahme des Getränks aus Petersilie und Paprika sollten die verschiedenen Kräuterarten nicht untereinander gemischt werden. Sind keine frischen Kräuter zur Herstellung eines Getränks verfügbar, so besteht die Möglichkeit, alle grünen Frischpflanzengetränke bereits fertig zubereitet und in guter Qualität in Reformhäusern und Apotheken zu kaufen.

Milchsaure Gemüse und Säfte fördern die Mikroprozesse im Darm, Gehirn und Nervensystem

Milchsaure Gemüse und Gemüsesäfte sind für die Gesund- und Jungerhaltung des gesamten Zellenkomplexes Körper einschließlich Gehirn und Nervensystem derart wertvoll, daß sie des öfteren abwechselnd auf dem täglichen Gesundheitsplan stehen sollten.

Bei der Entstehung des milchsauren Produktes wird ein großer Teil der Kohlenhydrate durch die Milchsäure-Bakterien in L(+)Milchsäure umgewandelt. Milchsaures Gemüse bzw. Säfte haben durch diesen Stoffwechselprozeß schon eine Art Vorverdauungsprozeß durchgemacht, der in der Folge die körpereigene Aufbereitungs- und Resorptionsarbeit enorm entlastet, so daß sie schneller und mit weniger Energieaufwand durchgeführt werden kann. Zellen und Gehirn können somit rascher mit lebenswichtigen Vital- und Aufbaustoffen versorgt werden. Folgendes Milchsaures ist sehr empfehlenswert:

Säfte: **Sauerkraut-, Karotten-, Rote Bete-, Sellerie- oder Mischsaft**

Gemüse: **Sauerkraut, Dillgurken, Rote Bete oder Mischgemüse**

Wesentliche Inhaltsstoffe:

Vitamin A, B, B2, B6, B12, C, K, Panthotensäuren, Niacin, Folsäure, Schwefel, Cholin, Acetylcholin; verschiedene Fermente - sowie Natrium, Kalium, sehr wertvolles Calcium und Magnesium, Mangan, Kobalt, Kupfer, Zink, Molybdän, Phosphor und Fluor. Außerdem sind Milchsäureprodukte von speziellen Mikroorganismen begleitet.

Unterstützende Heilwirkung:

- Milchsäurebakterien fördern die ständige Regeneration der Darmflora und des Stoffwechsels im gesamten Organismus; Fäulnis- und Gärungsprozessen im Verdauungsapparat wird schützend entgegengewirkt.
- Der pH-Wert der milchsauren Produkte gleicht in etwa dem physiologischen Wert der Darmflora. Dadurch wird die Wiederansiedlung und natürliche Symbioselenkung der gesundheitsfördernden Darmbakterien im Dünn- und Dickdarmbereich unterstützt.

- Gleichzeitig entziehen sie den krankheitsfördernden Fäulnisbakterien im Dickdarmbereich den Nährboden.
- Milchsäure bringt ein hochwertiges Energiepotential in den Darmbereich, das sämtliche Funktionsprozesse, einschließlich der Präzision der Mikroorganismen unterstützt. Sie stimuliert die Verdauungsdrüsen (vorzüglich den Pankreas), so daß vor allem die Aufspaltung von Eiweißen, aber auch von Fetten und Kohlenhydraten verbessert wird.
- Verbessert die Stoffwechseltätigkeit und Durchblutung im Zentrallabor Leber und wird dort sofort als Glykogen gespeichert. Milchsäure ist ein direkter Energielieferant für die Zellen in Körper und Gehirn und wird dort z.B. umgehend mit Hilfe des Sauerstoffes verbrannt.
- Die Resorption von Folsäure, Eisen und anderen Mineralien und Spurenelementen wird erleichtert. Ferner wird die physiologische Schwefel-, Vitamin B12- und Vitamin K-Produktion gefördert.
- Desweiteren wird die Sauerstoffauswertung in den Zellen sowie die Zellatmung nachhaltig verbessert. Das ist auch bei Tumorerkrankungen (Krebsvorsorge) eine wertvolle zusätzliche Hilfe.
- Erhöhte Blutfettwerte werden reduziert und arteriosklerotische Ablagerungen im Körper und den Gehirngefäßen wesentlich verlangsamt bzw. gestoppt. Dies reduziert das Risiko der Entstehung von Bluthochdruck.
- Milchsaure Produkte reinigen und entschlacken das Gewebe. Dies fördert die Gesunderhaltung der Bindegewebszellen und erhält den Körper länger jung, schön und schlank. Das hochwertige Vitamin C (vor allem im Sauerkrautsaft) stimuliert das körpereigene Immun- und Abwehrsystem und reinigt das Verdauungssystem von Stoffwechselschlacken.
- Da die Kohlenhydrate bereits zum größten Teil abgebaut sind, eignen sie sich auch bestens für den Diabetiker-Stoffwechsel.

Milchsaure Gemüse und Säfte enthalten in hochwertiger Qualität den lebenswichtigen Überträgerstoff Acetylcholin (z.B. im Sauerkrautsaft). Dieses biochemische Element spielt bei der Übertragung von Impulsen im Gehirn, Rückenmark und Nervensystem eine zentrale Rolle (siehe Bild 3).

Anwendung:

Saft: Nach Empfinden des öfteren (täglich bis zweitägig) ein kleines Glas entweder 20 Minuten vor einer Mahlzeit oder zwischen zwei Hauptmahlzeiten.
Die unterstützende Heilwirkung in Körper und Gehirn wird in der Regel bei bestehenden Krankheiten eher mit der Saftform erreicht, denn mit dieser

Darreichungsform ist eine kurmäßige Anwendung idealer durchzuführen. Es stehen hierfür auch hochwertige milchsaure Mischsäfte zur Verfügung.

Gemüse: Gelegentlich (ca. zweimal wöchentlich) nach Empfinden eine kleine Menge entweder vor einer Mahlzeit (z.B. frisches Sauerkraut in den Rohkostteller) oder zu bzw. nach einer eiweißreichen Mahlzeit (z.B. bei Käse).

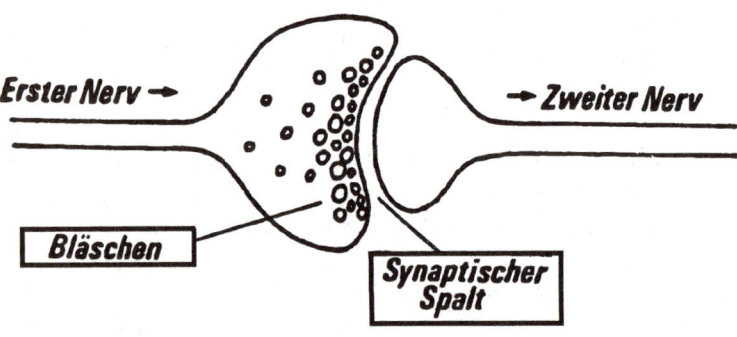

Bild 3: Synapse

Durch die Bläschen der ersten Nervenfaser erfolgt die Freisetzung des Überträgerstoffes Acetylcholin. Dieser Transmitterstoff ist auch in milchsaurem Gemüse und Gemüsesaft zu finden. Acetylcholin wandert durch den synaptischen Spalt und erregt die zweite weiterführende Nervenfaser. Die Impulsübertragung erfolgt jeweils nur in eine Richtung.

Schonend gedünstetes Gemüse stimuliert die Regeneration im Enzym- und Verdauungssystem

Gedünstetes Gemüse spendet dem Verzehrer herzhafte Wärme und ist durch seine schonende Behandlung bekömmlicher und angenehmer zu verdauen. Das schonende Dünsten erleichtert das Aufspalten und Auswerten der einzelnen Mineralstoffe und Spurenelemente. Dies ist bei Neigung zu Verdauungsschwäche ein wichtiger Aspekt. Die Darmschleimhäute werden nicht gereizt, sondern es wird vielmehr ihre wichtige Regeneration unterstützt.

Stengel- und Wurzelgemüse (vor allem Karotten) besitzen außerdem hervorragende Pektinarten, die durch das schonende Dünsten von der Zellulose frei werden und so vom Organismus besser aufgenommen werden können. Diese besonderen Schutzstoffe haben im Magen-, Dünn- und Dickdarmbereich sowie im gesamten Gefäßsystem ausgezeichnete Heilwirkungen:

- Sie binden im Darm Stoffwechselgifte sowie die gefährlichen und krankmachenden Fäulnisbakterien und entfernen diese schonend über den Mastdarm aus dem Körper.
- Sie schützen die Darmschleimhäute vor schädlichen Belastungen (z.B. verursacht durch denaturierte Nahrungs- und Genußmittel) sowie Mißbrauch von stark wirkenden Medikamenten.
- Sie unterstützen und erleichtern nachhaltig die ständige Ansiedlung der gesundheitsfördernden Mikroorganismen im Dünn- und Dickdarmbereich sowie die Regeneration des gesamten Verdauungssystems.
- Pektin hat eine cholesterinsenkende Wirkung und schützt deshalb auf Dauer die Gefäßinnenwände vor schädlichen Fettablagerungen, die langfristig zur gefährlichen Arteriosklerose in Körper und Gehirn führen.

Um nur einen geringen Qualitätsverlust an Vitaminen und anderweitigen Vitalstoffen zu erhalten, sollte man sich um die richtige Zubereitung des Gemüses bemühen. Das schonendste Verfahren ist das Dünsten. Das Gemüse wird mit **wenig Wasser** in einen Topf gegeben und kurz zum Köcheln gebracht. Anschließend gart es, nachdem man die Herdplatte zurück- oder ausgeschaltet hat, leicht und schonend weiter. Die Garzeiten variieren je nach Konsistenz der Lebensmittel; Wurzelgemüse benötigen länger als Stengel- und Blattgemüse. **Die Wärmebehandlung soll das Gemüse auf schonendste Art und Weise zu einer aromatischen Entfaltung bringen.**

Zum Dünsten sollte man entweder Glas-, Porzellan-, oder emailbeschichtete Töpfe mit Glasdeckel verwenden. Zum einen kann das Gemüse in solchen Töpfen "simmern", d.h. in ruhigem Wasser schonend garen, was wiederum die Speisen aufwertet und bis zu 60 % Energie spart. Zum anderen wird der Dünstvorgang mit Hilfe des Deckels beschleunigt, da der Dampf des eigenen Saftes zusätzlich eine unterstützende Funktion einnimmt. Aufgeschnittenes Gemüse benötigt grundsätzlich weniger Garzeit. Hülsenfrüchte wie Erbsen oder Bohnen, müssen allerdings längere Zeit (ca. 1-2 Stunden) leicht geköchelt werden, da sie erst dann für den Organismus besser zu verwerten sind und keine Verdauungsstörungen (z.B. Blähungen) hervorrufen. Bei einem geschwächten Verdauungssystem empfiehlt es sich auch, Hülsenfrüchte (z.B. die wertvollen Kichererbsen) nach dem leichten Köcheln in einen Mixer zu geben und zu passieren. So sind sie wesentlich besser zu verdauen und auszuwerten.

Ein weiterer wesentlicher Faktor ist die optimale Zusammenstellung der einzelnen Gemüsearten, denn in der Harmonie und Einfachheit liegt der Schlüssel zur vitalen Gesundheit. Nur wenn die Gemüsesorten untereinander harmonisieren, können sie auch besser verdaut und ausgewertet werden. Damit wird Blähungen und anderen Störungen automatisch vorgebeugt. Da bei über 90 % der Menschen die Magen- und Darmfunktion gestört ist, befindet sich im Kapitel "Dünstgemüse-Archiv" eine hilfreiche Übersicht zu einer harmonischen und verdauungsfreundlichen Zusammensetzung von Gemüsemahlzeiten. Die Ausgewogenheit in der Nahrung stellt ein wesentliches Fundament dar, um einen optimalen Nährboden für die körperfreundlichen Mikroorganismen zu erreichen und andererseits ein biologisches Gleichgewicht im Säure-Basenhaushalt herzustellen.

Das lebenswichtige Verdauungssystem spielt eine entscheidende Schlüsselrolle für die präzisen Funktionsabläufe im gesamten Organismus. Nur wenn es gesund und leistungsfähig ist, können in der Folge auch alle anderen Zellen und Organe des Körpers einen optimalen Beitrag zu Vitalität und Wohlergehen erbringen. Deshalb sollte man sich ständig um eine wertvolle Ernährungs- und Lebensweise sowie um ein gutes Eßverhalten bemühen. Dadurch werden Blockaden und Funktionsstörungen im gesamten Verdauungsbereich gemindert bzw. verhindert.

"Dünstgemüse - Archiv" für Küche, Heil- und Ernährungskunde

Nachfolgende Empfehlungen vermitteln der gesundheitsbewußten Küche sowie der fortschrittlich orientierten Heil- und Ernährungskunde wesentliche Informationen über die wertvollsten Dünstgemüsearten. Aufgrund der in dieser neuen archivähnlichen Übersicht angestrebten Harmonie und Ausgeglichenheit wird der lebenswichtige Stoffwechsel bei gutem Eßverhalten wesentlich entlastet. Die dadurch eingesparten und freiwerdenden Energien können so für andere wichtige Heil- und Regenerationsprozesse im Körper, Gehirn, Zell- und Hormonsystem Verwendung finden.

Es empfiehlt sich, je nach persönlichem Verlangen in einer Mahlzeit nicht mehr als drei bis vier Gemüsearten zusammen zu kombinieren.

Artischocken

Harmonieren gut mit:
Karotten

Wesentl. Inhaltsstoffe:
siehe S. 48

Unterstützende Heilwirkung:
Stimulieren den Leberstoffwechsel sowie die Gallentätigkeit und regen die Verdauungsdrüsen an. Sie haben eine sanft cholesterinsenkende Wirkung. Artischocken unterstützen vor allem die Zellregeneration.

Blumenkohl

Harmoniert gut mit:
Karotten, Fenchel, Kartoffeln in kleinsten Mengen.

Wesentl. Inhaltsstoffe:
Vitamin A, B1, B2, B6, C, E, K, Calcium, Kalium, Magnesium, Eisen, Schwefel, Jod, Phosphor, Zink, Mangan, Kobalt, Nickel, Molybdän, Selen, Silizium, Kupfer, Biotin, Folsäure, Pantothensäure, Sulforaphan, verschiedene hormonelle Substanzen, gut auswertbare Kohlenhydrate.

Unterstützende Heilwirkung:
Blumenkohl beinhaltet eine leicht auswertbare Stärke. Als Abendmahlzeit fördert er die nächtliche Regeneration von Körperzellen und Gehirn, ist durch das Vitamin K eine unterstützende Hilfe, um die Blutgerinnungsfaktoren im physiologischen Gleichgewicht zu halten. Er unterstützt die Regeneration der Darmschleimhaut, fördert den Heilungsprozeß bei Gastritis und Magen-Darmgeschwüren sowie die wichtige Herz-, Kreislauf- und Nierenfunktion. Er gilt als Aufbaugemüse während oder nach Krankheiten.

Blumenkohl hat mit einigen weiteren Kohlarten gemeinsam, daß er in geringen Mengen einen molekularen Zellschutzstoff (Sulforaphan) enthält, der die Bildung von Tumoren unter Umständen verhindern kann, indem er spezielle Eiweißmoleküle in der Zelle aktiviert, die ein Krebswachstum verhindern können. Dadurch wird die Zellregeneration aktiviert.

Hinweis:
Bei Neigung zu Blähungen sollte man den wertvollen Blumenkohl alleine oder als pürierte Blumenkohlsuppe verzehren.

Bohnen weiß und rot

Harmonieren gut mit:
Karotten, Zucchini, etwas Tomaten. Bohnenkraut als Gewürz verwenden.

Wesentl. Inhaltsstoffe:
Vitamin A, B1, B2, B6, C, E, K, Niacin, Folsäure, Pantothensäure, Kalium, Calcium, Magnesium, Eisen, Phosphor, Zink, Selen, Kupfer, Mangan, Kobalt, Nickel, Molybdän, hochwertige Eiweiß- und Kohlenhydrate, Glucokinine.

Unterstützende Heilwirkung:
Getrocknete Bohnen besitzen einen höheren Eiweiß- und Kohlenhydratgehalt als frische. Regenerierende Wirkung auf Leber, Galle, Pankreas, Gehirn und Zellsystem. Glucokinine haben eine leicht antidiabetische Wirkung, d.h. sie können erhöhte Blutzuckerwerte mit abbauen helfen. Für diese Zwecke steht auch der sogenannte Bohnenschalentee zur Verfügung. Bohnen haben eine beruhigende Wirkung auf das Nervensystem. Bei schweren Darmerkrankungen sollte man bis zur Ausheilung die etwas schwer verdaulichen Hülsenfrüchte meiden. Glucokinine sind auch in Zwiebel und Brennessel enthalten.

Anwendung:
Bei Neigung zu Verdauungsstörungen vorher einweichen und ca. 60-90 Minuten leicht köcheln. Bei Hülsenfrüchten immer das Einweichwasser wegschütten und vor dem Köcheln frisches Wasser hinzugeben. Zur besseren Verdauung mit einem Mixer pürieren und evtl. natürliche Enzyme einnehmen.

Broccoli (zart)

Harmoniert gut mit:
Zucchini, Karotten, Kartoffeln, Fenchel, Sellerie, Kürbis, Süßkartoffeln, etwas Tomaten. Es passen zudem auch Naturreis oder Hirse.

Wesentl. Inhaltsstoffe:
Hoher Anteil Vitamin A, B1, B2, B6, C, E, K, Calcium, Magnesium, Kalium, Eisen, Schwefel, Phosphor, Natrium, Silizium, Niacin, Mangan, Kobalt, Molybdän, Selen, Kupfer, Zink, Pantothensäure, Folsäure, wertvollste pflanzliche Eiweißbausteine, positive Zuckerarten, Chlorophyll.

Unterstützende Heilwirkung:
Der sehr wertvolle Broccoli unterstützt durch Vitamin K die physiologischen Blutgerinnungsfaktoren. Molybdän und Kobalt fördern eine normale Schilddrüsenfunktion und unterstützen die Dickdarmflora beim Eigenaufbau von Vitamin B12. Zudem wirkt er immun- und abwehrsteigernd und unterstützt Aufbau und Erhalt von gesunden Knochen, Zähnen, Haaren und Nägeln. Desweiteren stimuliert Broccoli die körpereigene Entgiftung und Reinigung, vornehmlich im Leberbereich, sowie die Haut- und Augenregeneration durch Vitamin A und Chlorophyll. Er fördert die Gehirn- und Zellregeneration.
Broccoli enthält den molekularen Zellschutzstoff Sulforaphan, der unter Umständen die Bildung von Tumoren verhindern kann, indem er spezielle Eiweißmoleküle in der Zelle aktiviert, die ein Krebswachstum verhindern können. Dadurch wird die Zellregeneration aktiviert.

Hinweis:
Das untere, teilweise harte Ende des Broccolistengels abschneiden. Anschließend diesen Stengel abschälen und mit den übrigen Broccoliröschen dünsten.

Frische grüne Erbsen

Harmonieren gut mit:
Karotten, Fenchel, Zucchini, Spargel, Tomaten, Petersilienwurzel, entweder einer kleinen Menge Kartoffeln oder Süßkartoffeln. Auch Naturreis, Hirse, Quinoa oder Bulgur passen zu einer kleinen Menge frischer Erbsen.

Wesentl. Inhaltsstoffe:
Vitamin A, B1, B2, B5, C, E, K, Magnesium, Kalium, Calcium, Natrium, Eisen, Phosphor, Schwefel, Lecithin, Folsäure, Niacin, Pantothensäure, Biotin, Silizium, Selen, Mangan, Kobalt, Kupfer, Molybdän, gute Eiweiß- und Zuckerarten.

Unterstützende Heilwirkung:
Frische Erbsen bieten hervorragende pflanzliche Eiweiß- und Zuckerarten. Sie sind ein gutes Kräftigungs- und Aufbaumittel in der Rekonvaleszenz. Das Vi-

tamin K unterstützt die physiologischen Blutgerinnungsfaktoren. Erbsen fördern desweiteren die präzisen Funktionsabläufe in Gehirn- und Zellsystem.

Fenchel

Harmoniert gut mit:
Auberginen, Karotten, Zucchini, Broccoli, Okra, Paprika, Kartoffeln oder Süßkartoffeln. Man kann auch Naturreis, Hirse, Quinoa, Bulgur, Buchweizen, Gerste oder Grünkern verwenden.

Wesentl. Inhaltsstoffe und unterstützende Heilwirkung:
s. Kapitel "Gemüse als hochwertiges Lebensmittel und unterstützende Heilquelle"

Gurke

Harmoniert gut mit:
Kartoffeln, Karotten, Paprika, Tomaten, Auberginen, frischen Erbsen. Entweder Naturreis, Hirse oder Gerste.

Wesentl. Inhaltsstoffe und unterstützende Heilwirkung:
s. Kapitel "Gemüse als hochwertiges Lebensmittel und unterstützende Heilquelle"

Karotte

Harmoniert gut mit:
Dies Universalgemüse paßt zu fast allen Gemüse- und Getreidearten.

Wesentl. Inhaltsstoffe und unterstützende Heilwirkung:
s. Kapitel "Gemüse als hochwertiges Lebensmittel und unterstützende Heilquelle"

Kartoffel

Harmoniert gut mit:
Karotten, Zucchini, frischen grünen Schnittbohnen, Tomaten, Spinat, Mangold, Sellerie, Spargel, Rote Bete, etwas Wirsing oder frischen Erbsen; nur bei guter Verdauungsleistung mit kleinen Mengen Blumen- oder Rosenkohl.

Wesentl. Inhaltsstoffe:
Vit. A, B1, B2, B6, C, E, K, Niacin, Pantothensäure, Biotin, Folsäure, Calcium, Kalium, Magnesium, Kupfer, Zink, Schwefel, Eisen, Fluor, Kobalt, Nickel, Molybdän, Vanadium, Selen, Mangan, Solanin, Schleimstoffe, pos. Eiweiß- und Stärkearten.

Unterstützende Heilwirkung:
Schafft eine Art Schutzfilm für Magen- und Darmschleimhäute. Fördert den Heilungsprozeß bei Schleimhautentzündungen im Magen-, Dünn- und Dickdarmbereich. Bindet erhöhte Säurewerte im Magen. Kartoffeln haben durch ihren hohen Kaliumgehalt eine entwässernde Wirkung und entlasten so Herz und Nieren. Zudem wirken sie ausgleichend auf den Säure-Basenhaushalt und haben daher eine regenerierende Wirkung auf die meist übersäuerten Rheuma- und Gichtkranken. Ferner werden krampfartige Beschwerden im Magen- und

Darmbereich gebessert. Zudem fördern Kartoffeln die Ruhe und Ausgeglichenheit und eignen sich deshalb besonders als Abendmahlzeit. Sie sollten 1-2 mal wöchentlich mit passenden wertvollen Gemüsearten verzehrt werden.

Kichererbsen

Harmonieren gut mit:
Karotten, Fenchel, Sellerie, Zucchini, Lauch, Okra.

Wesentl. Inhaltsstoffe:
Vitamin A, B1, B2, B3, B6, C, Folsäure, Nicotinamid, Pantothensäure, Magnesium, Calcium, Eisen, Phosphor, wertvolle essentielle Aminosäuren.

Unterstützende Heilwirkung:
Kichererbsen dienen aufgrund ihrer wertvollen Inhaltsstoffe vor allem dem Aufbau und Erhalt der Körper- und Muskelsubstanz. Die essentiellen pflanzlichen Aminosäuren sind für die Zellen des Organismus wertvolle Bausteine. Deshalb sind Kichererbsen im Rahmen einer gesundheitsfördernden fleischlosen Ernährung ca. einmal wöchentlich empfehlenswert.

Anwendung:
90 bis 120 Minuten schonend köcheln, doch zuvor das Einweichwasser wegschütten und frisches Wasser verwenden. Bei Neigung zu Verdauungsstörungen mit einem Mixer fein pürieren und natürliche Enzyme verwenden.

Kürbis

Harmoniert gut mit:
Karotten, frischen Erbsen, Zucchini, Fenchel, etwas Paprika, Broccoli, kleinen Mengen Kartoffeln. Entweder Naturreis, Quinoa oder Bulgur.

Wesentl. Inhaltsstoffe:
Vitamin A, B1, B2, B6, C, E, Niacin, Biotin, Folsäure, Pantothensäure, Zink, Kupfer, Eisen, Molybdän, Magnesium, Phosphor, Nukleinsäuren, hoher Anteil Fruchtwasser, Pflanzenöl, Hormone, Phytosterine.

Unterstützende Heilwirkung:
Kürbis regt die Nieren- und Blasentätigkeit an, unterstützt bei Herz-, Nieren- und Leberleiden die Ausschwemmung von Ödemen. Er wirkt gegen negative Keime im Verdauungssystem, bindet und löst Schlacken im Dünn- und Dickdarmbereich und unterstützt deren Ausscheidung. Gute Heilwirkung der Kürbiskerne bei Neigung zur Prostatavergrößerung und erschwertem Wasserlassen. Stärkt und kräftigt die Blasenmuskulatur. Gleicht bei Mann und Frau Dysfunktionen im Hormonsystem aus. Begünstigt den Aufbau der Zellstrukturen. Kürbiskerne sind eine hervorragende Zinkquelle. Siehe auch S. 120 f.

Lauch

Harmoniert gut mit:
Kartoffeln, Karotten, Sellerie, Tomaten, Zucchini, Paprika, Auberginen, Petersilienwurzel. Entweder Naturreis, Gerste, Quinoa, Bulgur oder andere Getreidearten.

Wesentl. Inhaltsstoffe:
Vitamin A, B1, B2, B6, C, E, Kalium, Calcium, Magnesium, Natrium, Silizium,
Niacin, Mangan, Kupfer, Kobalt, Zink, Nickel, Molybdän, Selen, Barium, Schwefel,
Senföle, pflanzliche Gleitstoffe.

Unterstützende Heilwirkung:
Schwefel und Senföle stimulieren die Verdauungsdrüsen. Pflanzliche Gleitstoffe schützen bzw. regenerieren die Dünn- und Dickdarmschleimhäute und fördern die Ansiedlung positiver Mikroorganismen im Darm. Lauch verhindert
die Bildung von Fäulnisprozessen im Darm. Außerdem werden Leber-, Gallen-
und Nierenfunktion gebessert. Lauch wirkt allgemein stoffwechselanregend.

Linsen

Harmonieren gut mit:
Karotten, Zucchini, Okra, Tomaten, und bei guter Verdauungsfunktion max. eine
Kartoffel.

Wesentl. Inhaltsstoffe:
Vitamin A, B1, B2, B6, C, Folsäure, Pantothensäure, Lecithin, Magnesium, Calcium, Kalium, Kupfer, Kobalt, Molybdän, Selen, Zink, Nickel, Fluor, Phosphor, Niacin, wertvolle Aminosäuren- und Eisenquelle.

Unterstützende Heilwirkung:
Linsen vermitteln dem Körper Kraft und Energie. Sie sind für Zellen, Gehirn
und Nervensystem aufgrund der wertvollen Inhaltsstoffe eine gute Regenerati-
onshilfe und liefern wertvolle Eiweißbausteine. Außerdem unterstützen sie bei
gutem Eßverhalten die körpereigene B12-Synthese in der Dickdarmflora.

Anwendung:
Ca. 30-60 Minuten schonend köcheln. Um das kostbare Eisen in den Linsen
besser auszuwerten, empfiehlt es sich, bei Tisch 1 Teelöffel echten Wein- oder
Obstessig in die Linsensuppe zu geben. Bei Neigung zu Verdauungsstörungen
in einem Mixer pürieren bzw. natürliche Enzyme dazu einnehmen. Oftmals
sind die kleinen rötlichen türkischen Linsen besser verträglich. Bei schweren
Erkrankungen des Verdauungssystems sollte man bis zur Ausheilung Linsen
meiden. Rheuma- und Gichtkranke sollen Linsen wegen des Puringehaltes nur
gelegentlich verzehren.

Mangold

Harmoniert gut mit:
Karotten, Kartoffeln oder Süßkartoffeln, Fenchel, Sellerie, Petersilienwurze, Naturreis, Quinoa oder Bulgur.

Wesentl. Inhaltsstoffe:
Vitamin A, B1, B2, C, Calcium, Magnesium, Kalium, Phosphor, Schwefel, Eisen, Silizium, Natrium, Kupfer, Folsäure, Niacin, Pantothensäure, Saponine, Asparagin, Betain, Raphanol, weitere Aminosäuren, Chlorophyll, Enzyme und Oxalsäure.

Unterstützende Heilwirkung:
Fördert die Regeneration des Leberstoffwechsels, regt Galle und Verdauungsdrüsen an, unterstützt die Ausscheidung von Schlacken über die Nieren. Ferner hat Mangold auf die Blutbildung und Regeneration der Schleimhäute einen stimulierenden Einfluß.

Hinweis:
Schwer Rheuma-, Nieren- und Gichtkranke sollten Mangold wegen der Oxalsäure nicht in großen Mengen verzehren. Es empfiehlt sich, milde Sorten zu bevorzugen. Mangold sollte nicht ein zweites Mal erwärmt werden.

Okra

Harmoniert gut mit:
Karotten, Zucchini, Tomaten, Sellerie, Petersilienwurzel, Peperoni, Paprika, Auberginen, Kartoffeln, Fenchel, Rosenkohl, Wirsing sowie Naturreis, Quinoa, Bulgur und weiteren Getreidearten.

Wesentl. Inhaltsstoffe:
Vitamin A, B1, B2, C, Calcium, Magnesium, Kalium, Eisen, Phosphor, Niacin, hochwertige symbiosefreundliche Schleimstoffe.

Unterstützende Heilwirkung:
Die Okra enthält ideale pflanzliche Schleimstoffe, die zur Regeneration der Dünn- und Dickdarmflora wertvolle Dienste leisten. Sie verbessert den Nährboden im Darm, so daß die Mikroorganismen optimal gedeihen können.

Anwendung:
Man schneidet 1-2 Okra in kleine Stücke auf und gibt diese anschließend mit dem übrigen Gemüse bzw. Getreide zum schonenden Dünsten. Dadurch werden die heilungsfördernden pflanzlichen Schleimstoffe frei.

Paprika / Peperoni

Harmoniert gut mit:
Zucchini, Kartoffeln oder Süßkartoffeln, Auberginen, Tomaten, Fenchel, Pastinake, jungen grünen Brechbohnen, Petersilienwurzel. Man kann auch Naturreis, Hirse, Quinoa, Bulgur, Gerste, Hafer, Weizen oder Buchweizen verwenden.

Wesentl. Inhaltsstoffe und unterstützende Heilwirkung:
s. Kapitel "Gemüse als hochwertiges Lebensmittel und unterstützende Heilquelle"

Pastinake

Harmoniert gut mit:
Karotten, Zucchini, Auberginen, Fenchel, Gurken, Paprika, Okra, Kartoffeln, Süß- kartoffeln, Broccoli, Lauch, Tomaten.

Wesentl. Inhaltsstoffe und unterstützende Heilwirkung:
s. Kapitel "Gemüse als hochwertiges Lebensmittel und unterstützende Heilquelle"

Petersilienwurzel

Harmoniert gut mit:
Karotten, Fenchel, Paprika, Zucchini, frischen Erbsen, Kichererbsen, Okra, Stan- gensellerie, etwas weich gedünsteter Roter Bete, Lauch, Broccoli.

Wesentl. Inhaltsstoffe:
Vitamin A, B1, B2, B6, C, Niacin, Calcium, Kalium, Magnesium, Eisen, Selen, Phosphor, Schwefel, Apiol. Bei sehr guter Bodenqualität vermag die Petersilienwur- zel auch Schwingungen von Gold, Silber und Rubidium aus der Erde aufzunehmen.

Unterstützende Heilwirkung:
Regt die Wasserausscheidung an und fördert den Stoffwechsel. Hat eine rege- nerierende Wirkung auf alle Schleimhäute im Organismus. Präzisiert durch die Intelligenzmetalle (Schwingungen von Gold, Silber, Selen und Rubidium) die Gehirn-, Zell- und Hormonfunktionen. Zudem regt die Petersilienwurzel die Verdauungsprozesse sanft an. Aber auch die grünen Petersilienkräuter haben gute Heilwirkungen und sollten in keiner gesundheitsbewußten Küche fehlen. Siehe auch Kapitel "Frische Kräuter beleben den Stoffwechsel".

Rosenkohl

Harmoniert gut mit:
Karotten, Sellerie, Zucchini, Fenchel, etwas Lauch oder kleinen Mengen Kartoffeln bzw. Süßkartoffeln.

Wesentl. Inhaltsstoffe:
Vitamin A, B1, B2, B6, C, E, K, Niacin, Pantothensäure, Biotin, Folsäure, Calcium, Kalium, Magnesium, Eisen, Natrium, Jod, Phosphor, Kobalt, Kupfer, Zink, Molyb- dän, Selen, Mangan, Purine, hochwertige Eiweißquelle, Chlorophyll.

Unterstützende Heilwirkung:
Rosenkohl wirkt durch seine wertvollen Eiweißbausteine aufbauend und erhaltend auf die Körpersubstanz. Er stimuliert aufgrund seiner wertvollen Inhaltsstoffe das körpereigene Abwehr- und Enzymsystem. Rosenkohl regt die biochemischen Funktionsprozesse im Gehirn und Zellensystem an.

Hinweis:
Wegen der Purine sollten Rheumatiker, Gicht- und Nierenkranke Rosenkohl nicht zu oft verzehren.

Rote Bete

Harmoniert gut mit:
Karotten, Kartoffeln, Spinat, mildem Mangold, Sellerie, Zucchini, Fenchel.

Wesentl. Inhaltsstoffe und unterstützende Heilwirkung:
s. Kapitel "Gemüse als hochwertiges Lebensmittel und unterstützende Heilquelle"

Anwendung:
Rote Bete sollte schonend zart und weich gedünstet werden.

Grüne Schnittbohnen

Harmonieren gut mit:
Karotten, etwas Kartoffeln oder Süßkartoffeln, Zucchini, Fenchel.

Wesentl. Inhaltsstoffe:
Vitamin A, B1, B2, B5, C, E, K, Niacin, Biotin, Pantothensäure, Folsäure, Kalium, Calcium, Magnesium, Schwefel, Phosphor, Fluor, Vanadium, Molybdän, Mangan, Kupfer, Zink, Nickel, Kobalt, Selen, Chlorophyll, Bioflavonoide, wertvolle Eiweißbausteine.

Unterstützende Heilwirkung:
Fördern die Zell- und Gehirnregeneration sowie Aufbau und Funktion der Körper- und Zellsubstanz. Grüne Brechbohnen haben aufgrund der idealen Inhaltsstoffe eine ausgleichende Wirkung auf das Drüsen- und Nervensystem. Sie beinhalten leicht auswertbare Eiweißbausteine. Ferner unterstützen sie die Blutbildung und Aktivierung zahlreicher enzymatischer Lebensprozesse im Organismus.

Hinweis:
Selbst wenn die Verdauungsleistung aufgrund von Erkrankungen eingeschränkt ist, werden die Eiweißbausteine von grünen Brechbohnen bei richtigem Eßverhalten noch gut ausgewertet.

Schwarzwurzeln

Harmonieren gut mit:
Karotten, Fenchel, Tomaten, Spinat, mildem Mangold, etwas frischen Erbsen, wenig Kartoffeln.

Wesentl. Inhaltsstoffe:
Vitamin A, B1, B2, B6, C, E, K, Pantothensäure, Calcium, Kalium, Magnesium, Natrium, Eisen, Phosphor, Mangan, Kupfer, Zink, Asparagin (wie im Spargel), Tryptophan, Biotin, Folsäure, Colycoside, Allantoin, Inulin, Cholin, Lactucin, Gleitstoffe, Bitterstoffe.

Unterstützende Heilwirkung:
Schwarzwurzeln regen Niere, Blase und damit die Reinigung des Körpers an. Sie stimulieren im physiologischen Sinne allgemein die Drüsen im Organismus. Durch Inulin wird die Bauchspeicheldrüse entlastet, deshalb sind sie auch für Diabetiker gut geeignet. Desweiteren fördern sie lebenswichtige enzymatische Prozesse im Gehirn- und Zellsystem. Ihre Gleitstoffe bewirken eine verbesserte Gleitfähigkeit der Oberflächen von Knochen und Gelenken. Allantoin fördert die Elastizität und Regeneration der Hautzellen. Schwarzwurzeln haben durch Lactucin eine nervenberuhigende Wirkung. Außerdem unterstützen sie das zentrale Stoffwechselorgan Leber bei ihrer wichtigen Entgiftungsfunktion.

Anwendung:
Schwarzwurzeln stets weich und zart dünsten.

Sellerie

Harmoniert gut mit:
Karotten, Rote Bete, Zucchini, Fenchel, etwas Paprika, etwas Kartoffel, Lauch. Entweder Naturreis, Gerste, Hafer, Quinoa oder Bulgur. Stangensellerie enthält hochwertiges biologisches Natrium und paßt deshalb als natürliche Würze sehr gut zu Gemüse- und Getreidesuppen.

Wesentl. Inhaltsstoffe und unterstützende Heilwirkung:
s. Kapitel "Gemüse als hochwertiges Lebensmittel und unterstützende Heilquelle"

Spargel / Grünspargel

Harmoniert gut mit:
Karotten, Fenchel, wenig Kartoffeln oder Süßkartoffeln, einer kleinen Menge frischer Erbsen, Spinat, mildem Mangold.

Wesentl. Inhaltsstoffe:
Vitamin A, B1, B2, B6, C, E, K, Pantothensäure, Biotin, Niacin, Magnesium, Kalzium, Kalium, Phosphor, Schwefel, Eisen, Jod, Folsäure, Selen, Mangan, Kupfer, Zink, Fluor, Alkoloid, Asparagin, Flavoine, Purine, Saponine, intensive Farb-

schwingungen der Erde, ätherische Öle, Chlorophyll (im Grünspargel), wertvolle essentielle Eiweißbausteine.

Unterstützende Heilwirkung:
Frischer Spargel fördert die Regeneration von Niere und Blase, reinigt die empfindlichen Nierenkanäle von Harnsäureablagerungen und unterstützt die Gefäß-, Blut- und Lymphreinigung. Spargel hat einen ausgleichenden Einfluß auf das Nervensystem. Seine diuretische Wirkung entlastet ferner das Herz-Kreislaufsystem.

Vorsicht:
Bei schweren Nierenerkrankungen sollte frischer Spargel nur gelegentlich und in kleinen Mengen verzehrt werden.

Spinat

Harmoniert gut mit:
Karotten, Kartoffeln oder Süßkartoffeln, Fenchel, Sellerie. Entweder Naturreis, Quinoa oder Bulgur.

Wesentl. Inhaltsstoffe:
Vitamin A, B1, B2, B6, bei günstiger Bodenqualität B12, C, E, K, Niacin, Folsäure, Biotin, Pantothensäure, Calcium, Kalium, Magnesium, Eisen, Phosphor, Schwefel, Jod, Mangan, Kobalt, Kupfer, Zink, Nickel, Fluor, Selen, Bitterstoffe, wertvolle Eiweißbausteine, Chlorophyll, Sekretin (eine hormonähnliche Substanz), pflanzliche Enzyme, Oxalsäure.

Unterstützende Heilwirkung:
Stimuliert den Stoffwechsel und zahlreiche enzymatische Prozesse im Zellenstaat Körper. Regt die Bildung des Pankreassaftes (durch Sekretin) sowie weiterer verdauungsfördernder Säfte in Magen, Leber, Galle und in den Darmzellen an. Spinat hat durch Kobalt, Eisen, Folsäure, Chlorophyll und Kupfer eine unterstützend blutbildende Wirkung. Durch Vitamin K werden die physiologischen Blutgerinnungsfaktoren positiv beeinflußt. Desweiteren fördert er Aufbau, Wachstum und Gesunderhaltung bestimmter Zellstrukturen.

Vorsicht:
Schwer Rheuma-, Gicht- und Nierenkranke sollten Spinat wegen der Oxalsäure nicht in großen Mengen verzehren. In diesen Fällen grüne Brennessel-Frischpflanzensäfte bevorzugen. Spinat sollte nie aufgewärmt werden.

Süßkartoffel

Harmoniert gut mit:
zarter Rote Bete, Spargel, mildem Mangold oder Spinat, Fenchel, Tomate, Sellerie, Zucchini, kleinen Mengen Blumenkohl.

Wesentl. Inhaltsstoffe:

Vitamin A, B1, B2, B6, C, Niacin, Biotin, Pantothensäure, Kalium, Calcium, Magnesium, Phosphor, Eisen, Silizium, Schwefel, Kupfer, Selen, Folsäure, wertvolle Eiweißbausteine, leicht verdauliche Stärke- und Zuckerarten, qualitativ gute Farbschwingungen der Erde.

Unterstützende Heilwirkung:

Die Süßkartoffel beinhaltet eine qualitativ gute Stärkeart und hat eine verdauungsfreundliche und symbiosefördernde Wirkung. Sie wird von den Verdauungsfermenten optimal ausgewertet und ist besonders gut zur Abendmahlzeit geeignet. Aufgrund der besonderen Inhaltsstoffe fördert die Süßkartoffel die nächtliche Zell- und Gehirnregeneration. Sie unterstützt die Blut- und Enzymbildung im Organismus und ist für den Wärme- und Energiehaushalt wertvoll.

Tomate

Harmoniert gut mit:

fast allen anderen Gemüsearten auch als Zusatz sowie als Geschmacks- und Soßenverfeinerer. Tomaten sollten in Maßen und nur im reifen Zustand verzehrt werden.

Wesentl. Inhaltsstoffe und unterstützende Heilwirkung:

s. Kapitel "Gemüse als hochwertiges Lebensmittel und unterstützende Heilquelle"

Topinambur

Harmonieren gut mit:

Karotten, Spinat oder mildem Mangold, Spargel, Sellerie, etwas Tomaten, Zucchini, frischen grünen Erbsen oder Schnittbohnen.

Wesentl. Inhaltsstoffe:

Vitamin A, B1, B2, C, Niacin, Magnesium, Kalzium, Phosphor, Eisen, Inulin, Farbschwingungen der Erde, leicht verdauliche Stärke- und Zuckerarten.

Unterstützende Heilwirkung:

Topinambur enthält in konzentrierter Form einen ganz besonderen Stoff, das Inulin. Es hat eine ausgezeichnete entlastende Wirkung auf die Bauchspeicheldrüse. Alle Kohlenhydrate der Topinamburknolle liegen in Form des Inulins vor, das bereits eine Vorstufe der Fructose ist und somit auch bei einem insuffizienten Pankreas leicht abgebaut werden kann. Die Stärkearten der Topinambur liegen also in einer vorverdauten Art vor. Somit ist dieses wertvolle Gemüse vor allem auch für Diabetiker im physiologischen Sinne eine wertvolle diätetische Hilfe. Zudem entlastet Topinambur die Niere bei der Entgiftung.

Wirsing

Harmoniert gut mit:

Karotten, Kartoffeln, Okra.

Wesentl. Inhaltsstoffe:
Vitamin A, B1, B2, B6, C, E, Niacin, Folsäure, Calcium, Kalium, Magnesium, Phosphor, Schwefel, Silizium, Natrium, Mangan, Zink, Eisen, Kobalt, Kupfer, Nikkel, Selen, Pantothensäure, Biotin, wertvolle Eiweißbausteine, etwas Oxalsäure.

Unterstützende Heilwirkung:
Gut auswertbare Mineralien und Spurenelemente im schonend gedünsteten Zustand. Die stimulierende Wirkung auf die Verdauungsdrüsen wie auch die Ballaststoffe des Wirsings wirken der Verstopfung entgegen. Wegen der geringen Kohlenhydrate und Fette auch für Übergewichtige, Diabetiker und andere Stoffwechselkranke empfehlenswert, fördert den Aufbau der Zellsubstanz.

Zucchini

Harmonieren gut mit:
fast allen Gemüsearten sowie Naturreis, Hirse, Buchweizen, Quinoa, Bulgur und anderen Getreidearten.

Wesentl. Inhaltsstoffe:
Vitamin A, B1, B2, C, Niacin, Kalium, Calcium, Mangan, Selen, Kupfer, Zink, Molybdän, Phosphor, Bitterstoffe, Chlorophyll, pflanzliche Schleimstoffe.

Unterstützende Heilwirkung:
Die Zucchini ist eine milde und sehr bekömmliche Gemüseart. Sie hat auf die Schleimhäute im Dünn- und Dickdarmbereich eine ausgezeichnete Regenerationswirkung und fördert die Ansiedlung der gesundheitsfördernden Mikroorganismen. Ihre leicht auswertbaren Zink, Molybdän- und Selenarten fördern in Kombination mit anderen wertvollen Gemüsearten die Regeneration von Zellen, Gehirn, Schild- und Thymusdrüse. Zucchini unterstützen desweiteren die sanfte Reinigung und Entschlackung des gesamten Organismus.

Zur Aufwertung und Geschmacksverbesserung aller Gemüsearten stehen wertvolle Nahrungsergänzungen sowie pikante Kräuter und Gewürze zur Verfügung. Siehe hierzu spezielle Kapitel.

Verdauungsfreundliche Hinweise

Jede Störung im Verdauungssystem ist ein ernster Hinweis, daß auch die Ordnung und Harmonie in der Ernährungs- und Trinkweise sowie im Eßverhalten mißachtet wird. Sie sind jedoch die wichtigsten Voraussetzungen dafür, daß die Zellen im Organismus einerseits präzise mit allen notwendigen Nähr- und Regenerationsstoffen versorgt werden und andererseits ohne Störungen ihre wichtigen Aufgaben zur Gesund- und Jungerhaltung des Körpers optimal erfüllen können.

Um das Verdauungssystem nicht mit Blähungen, Gärungs- und Fäulnisgiften zu überlasten, sollten folgende wichtige Hinweise bei der Nahrungskombination besondere Beachtung finden:

1. **Zwei Kohlsorten in einer Mahlzeit verursachen Störungen im Verdauungssystem** (z.B. Rosen- und Blumenkohl) .
2. **Zwei Stärkearten zusammen in einer Nahrungskombination stören sich gegenseitig in ihrer Auswertung** (z.B. Kartoffel und Getreide) .
3. **Eiweiß und Kohlenhydrate (Stärke) sollte man nicht zu sehr durcheinander essen.** Nur so können die vorverdauten Enzyme Ptyalin im Mundspeichel und das Pepsin im Magen ihre volle Wirksamkeit entfalten. Dieses Prinzip der Ordnung ist ein äußerst wichtiges Gebot bei der Nahrungszusammenstellung.

Neigt man zu Verdauungsschwäche, vor allem zu Blähungen mit übelriechenden Gasen (krankheitserzeugende Eiweißfäulnis im Dickdarm), so sollte man konzentrierte Eiweiße und Stärken trennen, bzw. nur kleine Mengen Eiweiß zusammen mit Kohlenhydraten verzehren. Dadurch wird die Aufspaltung und Auswertung der Eiweiße wesentlich erleichtert. Eine Eiweißfäulnis entsteht zum größten Teil durch eine stoffwechselstörende Eiweißmast (tierisches Fleischeiweiß), ständig fehlerhafte Nahrungszusammenstellung sowie mangelhaftes Eßverhalten. Sie sollte behoben werden, weil sich dadurch auf Dauer im Dickdarm eine sehr gefährliche Toxinquelle entwickelt, die sich mit allen Nachteilen über das gesamte Blut-, Lymph- und Drüsensystem im Organismus ausbreiten kann. Die größte Gefahrenquelle ist dabei, daß sich eine ernährungsbedingte Vergiftung im Verdauungssystem in den ersten Jahren schleichend und fast unbemerkt vollzieht. Zu diesem interessanten und lebenswichtigen Thema wird im Zusammenhang mit einer wirklich gesunden Ernährungs- und Lebensweise in späteren Kapiteln noch ausführlich berichtet.

Eine verdauungs- und stoffwechselfreundliche Kombination während einer Mahlzeit ist das Verhältnis von ca. 1/5 Teilen Eiweiß zu 4/5 Teilen Kohlenhydraten oder umgekehrt. Bei Neigung zu schweren Verdauungsstörungen empfiehlt es sich, wie gesagt, konzentrierte Eiweiß- und Kohlenhydratträger bis zur Wiederherstellung einer guten Darmfunktion zu trennen.

Die folgende **Tabelle zur symbiosefreundlichen Ernährungsordnung** mit den kostbarsten Eiweiß- und Stärkequellen in verdauungsfreundlicher Kombination mit anderen wertvollen Lebensmitteln soll für den bewußt und gesund lebenden Menschen und den Therapeuten eine wesentliche Informationsquelle sein.

Art	Quelle	Hinweise
Stärke	Kartoffel, Süßkartoffel, Getreide-arten wie Gerste, Hafer, Dinkel, Wei-zen usw., Naturreis, Topinambur, Schwarzwurzel, Blumenkohl	Konzentrierte Kohlenhydrate und Eiweiße nur in kleinsten Mengen kombinieren und bei Neigung zu auffallenden Ver-dauungsstörungen trennen
Eiweiß	Broccoli, Rosenkohl, grünes Blatt-gemüse, Gemüsesäfte, Spargel, Ha-selnüsse, Mandeln und Kürbiskerne, Haselnuß-, Mandel-, Cashew-, Se-sammilch, Keimlinge aus Mun-gobohnen, Luzerne und Weizen. Hirse, Polenta, Buchweizen und andere Getreidearten. Sauermilch-produkte wie Joghurt, Dickmilch, Quark usw. mit Acidophilus- und Bi-fidusbakterien. Naturkäse. Hülsenfrüchte wie Kichererbsen, Linsen, Bohnen und Erbsen	Wichtig: Getreidearten, Brot, Buchweizen, Hirse, Naturreis sowie Hülsenfrüchte, Blumen-kohl, Kartoffel, Süßkartoffel und Topinambur nicht in einer Mahlzeit kombinieren. Zudem stets das persönliche Empfinden mit berücksichti-gen.
Öle und Fette	Oliven-, Sonnenblumen-, Lein- und Weizenkeimöl aus 1. Pressung. Sauerrahmbutter, Avocado, frische Nüsse und Kürbiskerne	Mit Salaten, Gemüse und Stär-kequellen gut kombinierbar. Mit Eiweißquellen in kleinen Mengen kombinierbar.
Salate und Gemüse	siehe Kapitel "Gemüse als hochwer-tiges Lebensmittel" "Grüne Blattsala-te" "Dünstgemüse-Archiv"	Salate und alle übrigen Gemü-searten sind in der Regel gut kombinierbar.
Reifes Obst	siehe Kapitel "Obst hält den Organis-mus länger jung, gesund und schlank"	Rohes Obst: auf leeren Magen oder 30-60 Min. nach den Mahlzeiten. Nach Obst 30 Minuten nichts essen. Am Abend kein bzw. wenig rohes Obst.Gedünstetes Obst als Nach- oder Zwischen-speise. Melonen nicht mit anderem Obst kombinieren.
Gewürze	siehe Kapitel "Frische Kräuter und Gewürze stimulieren die Verdauungs-prozesse"	Reizmittel wie: Cayenne-pfeffer, Chilie, Peperocchini nur in kleinen Mengen

Mit intuitiver Wahrnehmung das Richtige auswählen

Man sollte jedoch immer bedenken, daß eine Ernährung, die sich nur innerhalb eines starren Schemas bewegt, langfristig nicht als optimal und regenerierend bezeichnet werden kann. Neue Dimensionen der Gesundheit zu erreichen bedeutet, selbstverantwortlich nach individuellem Bedürfnis und Verlangen die tägliche Kost zusammenzustellen und seinem Organismus stets das richtige Maß zur richtigen Zeit zuzuführen.

Zwar sollte man über die entscheidenden Gesetzmäßigkeiten einer vollwertigen und ganzheitlich orientierten Ernährung genauestens informiert sein, sich aber innerhalb dieser harmonischen Ordnung frei und mutig nach innerem Gefühl bewegen. Doch dazu ist es notwendig, daß man bewußter nach innen horcht und die feinen Signale des Körpers wieder klarer erspürt. Je mehr der Mensch von rein verstandesmäßigen Meinungen und Vorurteilen im Ernährungsbereich losläßt, desto eher wird er dieses innere Erspüren für das richtige Lebensmittel wahrnehmen.

Hektik, Hetze, Druck, Kritiklust, ständiges Bewerten und Einmischen in die Angelegenheiten der Mitmenschen sowie Sorgen bremsen diese entscheidenden intuitiven Wahrnehmungen, während Ruhe, Gelassenheit, Freude und das Bemühen um ein sanftes und liebevolles Verhalten gegenüber den Mitmenschen jene Fähigkeiten beträchtlich fördern. Wer wach und bewußt durch den Tag geht und dadurch seine Empfindungen klar erkennt, wer darüberhinaus eine Ordnung in der täglichen Ernährung anstrebt, wird dieses Ziel mit Sicherheit erreichen. Denn diese Ordnung führt zu Harmonie und Ausgeglichenheit im gesamten Stoffwechselgeschehen. Durch passende Lebensmittelkombinationen sowie gutes Kauen und Einspeicheln verwertet das Verdauungssystem die zugeführte Nahrung mit weniger Energieaufwand. Das ist ein wesentlicher Beitrag, um die Funktion und Regeneration der Körper- und Gehirnzellen gezielt zu fördern und sich bis ins hohe Alter gesund und vital zu fühlen.

Das Erreichen dieses wertvollen **Lebenszieles** ist ein Hauptanliegen des vorliegenden praxisbezogenen und ganzheitlich orientierten Ernährungs- und Lebensbuches.

Keimlinge dienen dem Neuaufbau und der Jungerhaltung von Zellen

Samen und Sprossen enthalten alle notwendigen naturgesetzlichen Elemente, die das blühende Leben hervorbringen, fördern und verlängern können. Durch den Keimvorgang nehmen nahezu alle Elemente zum Teil noch beträchtlich an Qualität zu. Gerade die sehr hohe Anzahl an lebensnotwendigen aktiven Enzymen, Aminosäuren, Zellinformationen, Vitaminen, Mineralien, Spurenelementen und Intelligenzmetallen der frischen Keimlinge sind für die ständige Regeneration, Gesund- und Jungerhaltung des gesamten Zellenstaates Körper einschließlich des Gehirns äußerst wichtig. Ihr außerordentlicher Energiereichtum entlädt sich im gesamten Organismus, so daß alle Zellen, Organe, Organsysteme und Mikroorganismen davon profitieren.

Ohne diese sogenannten Vitalstoffe und Biokatalysatoren wäre kein menschliches oder pflanzliches Leben auf dem Planeten Erde möglich. Sie sind an allen biochemischen Reaktionen, Umsetzungs-, Steuer-, Aufbau- und Reparaturarbeiten im komplexen Zellenstaat beteiligt. Die wertvollen Inhaltsstoffe der verschiedenen Keimlinge sind in der heutigen Zeit für junge und ältere Menschen derart wichtig, daß diese in keiner verantwortungs- und gesundheitsbewußten Küche mehr fehlen sollten. Die folgenden Saaten sind sehr empfehlenswert:

Mungobohnen, Luzerne (Alfalfa), Linsen

Wesentliche Inhaltsstoffe:

Reichlich aktive Enzyme, alle essentiellen Aminosäuren, pflanzliche Nukleinsäuren (DNS- und RNS-Informationen), Chlorophyll, Lecithin, mehrfach ungesättigte Fettsäuren sowie hochwertige Kohlenhydrate, Glucose und Fructose. Vitamin A, B1, B2, B12, reichlich Vitamin C, D, E-gesamt, K, Rutin, Inosit, Biotin, Folsäure, Pantothensäure, Niacin, Zink, Zündstoff Phosphor, Eisen, Calcium, Kalium, Magnesium, Mangan, Kupfer, Kobalt, Selen und Molybdän.

Unterstützende Heilwirkung:

- beim ständig notwendigen Zellaufbau
- für die Leistungsfähigkeit von Gehirn, Nerven-, Hormon- Immun- und Verdauungssystem
- führen dem Organismus spezifisch vitalisierende Energie- und Symbiontenarten zu - vor allem dem Verdauungssystem, denn es ist die große Entlade- und Wirkstelle dieser gigantischen Lebensbatterien

- Die positive Energieaufladung führt zu einer präzisen Funktion der komplizierten Steuerprozesse der Verdauung und des Mikrolebens.
- wirken entzündungshemmend
- halten durch Nukleinsäuren Haut und Bindegewebe jung und elastisch; pflanzliche Nukleinsäuren sind Zellkerninformationen (DNS und RNS), die auf Körper- und Gehirnzellen eine erneuernde bzw. regenerierende Wirkung haben.
- verbessern die Herz- und Kreislauffunktion
- schützen die Zellen vor oxydierenden Schadstoffen (unter anderem durch Vitamin E-Komplex)
- Keimlinge gleichen Mangelzustände aus, insbesondere Vitamin D-, E-, B12-, Eisen- Zink- und Nukleinsäuremangel.
- kräftigen den Organismus bei intensiver geistiger und körperlicher Tätigkeit in Beruf und Schule
- sind ein wertvolles Aufbaumittel und beschleunigen die Rekonvaleszenz nach Krankheiten

Hinweis:
Weitere nukleinsäurehaltige Lebensmittel mit DNS- und RNS-Zellkerninformationen sind: Bierhefe, Getreide, Buchweizen, Nüsse, Samen, Hülsenfrüchte wie Linsen und Erbsen, Spargel, Zwiebel, Knoblauch, Kürbiskerne.
Wer sich also die Mühe macht, seinem Körper regelmäßig diese enzym-, vitalstoff- und energiereichen Frischkeimlinge zuzuführen, schafft damit optimale Voraussetzungen, daß Zellen und Gehirn auch noch im Alter von 90 und mehr Jahren frisch, vital und leistungsfähig sein können. Nur wer sich ständig um mehr Gesundheit bemüht, wird auch mit mehr Frische und Wohlergehen belohnt, gemäß dem Naturgesetz von Ursache und Wirkung.

Anwendung:
Damit der Organismus nun mit allen anfangs aufgeführten naturgesetzlichen Elementen und Wirkstoffen versorgt wird, sollte man nach Empfinden mit Keimlingen aus Mungobohnen, Luzernen und Linsen abwechseln. In Verbindung mit einer gesundheitsfördernden, symbiosefreundlichen Ernährung empfiehlt es sich, ca. jeden 2.-3. Tag einen Eßlöffel voll einzunehmen. Allerdings können Keimlinge nur dann vom Darm richtig ausgewertet werden, wenn sie **sehr gut gekaut** und eingespeichelt werden.

Anleitung zum Keimen der einzelnen Keimsaaten geben die Herstellerhinweise der verschiedenen Keimgeräte.

Obst hält den Organismus länger jung, gesund und schlank

Die meisten Obstarten enthalten sehr gut verwertbare, stoffwechselfreundliche Zuckerarten, Pektine, reichlich Enzyme, Vitamine, Mineralien und Spurenelemente, Mikroorganismen, Anthozyane (rote, blaurote, dunkelrote und violette Früchte) und energetisch gespeicherte Farbschwingungen durch die monatelange Sonnenbestrahlung aus dem Kosmos. Diese Vital- und Aufbaustoffe sind an wesentlichen Regenerationsprozessen im Zellenstaat Körper beteiligt.

Die besonderen Heilkräfte der wichtigsten Obst- und Fruchtarten:

Ananas

Wesentl. Inhaltsstoffe:
Vitamin A, C, Nikotinsäure, Pantothensäure, Folsäure, Eisen, Zink, Mangan, Magnesium, Calcium, Kalium, Kupfer, Phosphor, Jod, organische Säuren, Enzym Bromelin.

Unterstützende Heilwirkung:
Reinigt die Zellen, wirkt entzündlichen Prozessen im Körper entgegen und fördert die natürliche Eiweißaufspaltung. Unterstützt den Abbau von Fäulnisprodukten im Dünn- und Dickdarmbereich sowie von Nieren- und Gallensteinen, wenn man gelegentlich eine halbe reife und milde Ananas als Hauptmahlzeit zu sich nimmt.

Hinweis: Vor dem Verzehr die äußere Schale großzügig entfernen.

Äpfel

Wesentl. Inhaltsstoffe:
Vitamin A, B1, B2, C, Natrium, Calcium, Kalium, Magnesium, Eisen, Kupfer, Silizium, Mangan, Phosphor, Nicotinsäureamid, organische Säuren, Pektine.

Unterstützende Heilwirkung:
Die positiven Zuckerarten wirken regenerierend auf Zellen, Gehirn und Nervensystem. Die Pektine aus reifen Äpfeln binden Schlacken und Gifte im Dünn- und Dickdarm und helfen bei deren Ausscheidung. Ein gut gekauter, fein geriebener oder auch gedünsteter Apfel wirkt deshalb auf Magen und Darm sehr wohltuend. Pektine fördern die Regeneration der Darmschleimhaut

und die Ansiedlung gesundheitsfördernder Mikroorganismen im Dünn- und Dickdarmbereich. Äpfel schützen die Gefäßinnenwände vor den gefährlichen Cholesterinablagerungen und damit vor der frühzeitigen Arteriosklerose, indem sie durch Pektin erhöhtes LDL-Cholesterin unterstützend mit abbauen. Dies hat auf das gesamte Gefäßsystem, vor allem auf die Herzkranz- und Gehirngefäße einen positiven Einfluß.

Aprikosen

Wesentl. Inhaltsstoffe:
Vitamin A, C, B1, B2, Niacin, Kalium, Calcium, Magnesium, Silizium, Natrium, Eisen, Kupfer, Pektine.

Unterstützende Heilwirkung:
Aprikosen wirken günstig auf Augen, Sehkraft, Hautregeneration und Blutbildung. Die besonderen gelben Pflanzenfarbstoffe (Xanthophylle) fördern die physiologischen Funktionen im Zell-, Hormon- und Sonnengeflechtsystem.

Avocado

Wesentl. Inhaltsstoffe:
Ungesättigte Fettsäuren, Lecithin, Vitamin A, C, D, E, Kalium, Calcium, Magnesium, Phosphor, Folsäure, Pantothensäure.

Unterstützende Heilwirkung:
Avocado ist eine hervorragende Vitamin E- und Lecithinquelle. Aufgrund der Inhaltsstoffe sehr wertvoll für Gehirn, Zell-, Nerven- und Hormonsystem. Verbessert den Stoffwechsel und liefert dem Organismus Energie.

Anwendung:
Sie paßt gut zu einer gemischten Salatplatte, man sollte aber pro Person nicht mehr als jeden zweiten Tag 2-3 Scheiben verzehren.

Bananen

Wesentl. Inhaltsstoffe:
Vitamin A, B1, B2, C, Niacin, Kalium, Calcium, Magnesium, Phosphor, Kupfer, Zink, Jod, Mangan, Selen, Pantothensäure, Folsäure, Fruchtzucker, Stärke, Hormon Serotonin, Tryptophan.

Unterstützende Heilwirkung:
Diätfrucht bei Magenerkrankungen, paßt hervorragend zum Obstsalat, in reifem Zustand eine Gehirn- und Nervennahrung.
Ungeschwefelte getrocknete Bananen beinhalten hervorragende und leicht resorbierbare Zuckerarten für Zellen und Gehirn.

Hinweis:
Bananen sollten nur in reifem Zustand verzehrt werden. Sie sind erst richtig reif und gut auszuwerten, wenn die gelbe Schale kleine braune Punkte aufzeigt. Man sollte jedoch nicht mehr als maximal jeden zweiten Tag eine Banane verzehren.

Birnen

Wesentl. Inhaltsstoffe:
Vitamin A, B1, B2, C, Niacin, Kalium, Kalzium, Magnesium, Phosphor, organische Säuren, Pektine, Fruchtzucker.

Unterstützende Heilwirkung:
Die Zuckerarten von reifen Birnen sind leicht verdaulich und stoffwechselfördernd. Sie stellen eine wertvolle Energiequelle für Zellen und Gehirn dar. Das sanfte Pektin der Birne hat einen regenerierenden Einfluß auf das Verdauungssystem, zudem unterstützt es den Reinigungsprozeß im Blut- und Lymphsystem. Birnen sind nicht nur in reifem Zustand, sondern auch als gedünstetes Obst eine sehr gesunde und herzerfrischende Delikatesse.

Brombeeren

Wesentl. Inhaltsstoffe:
Vitamin A, B1, B2, C, Niacin, Calcium, Kalium, Magnesium, Phosphor, Eisen, Silizium, Anthozyane, stoffwechselfreundliche Zuckerarten.

Unterstützende Heilwirkung:
Sie lindern Reizungen im Magen-Darmbereich und unterstützen die Reinigung des Verdauungssystems. Die roten Pflanzenfarbstoffe (Anthozyane) stimulieren in Verbindung mit Vitamin C das Immun- und Abwehrsystem. Ferner wird das Gehirn- und Drüsensystem günstig beeinflußt. Brombeeren sollten nur in reifem Zustand verzehrt werden.

Erdbeeren

Wesentl. Inhaltsstoffe:
Vitamin A, B1, B2, C, Pektine, Niacin, Kalium, Calcium, Anthozyane.

Unterstützende Heilwirkung:
Stoffwechselstimulierend, sehr gut gekaute reife Erdbeeren reinigen die Schleimhäute im Darmbereich und regen die Ausscheidung über die Nieren an. Man sollte Erdbeeren nur in kleinen Mengen verzehren, damit ihre Zuckerarten auch gut ausgewertet werden können. Vereinzelt kann es bei Überempfindlichkeit zu allergischen Hautreaktionen kommen.

Grapefruits

Wesentl. Inhaltsstoffe:
Vitamin A, B1, B2, Vitamin C-Komplex, Pektine, Rutin, Niacin, Calcium, Kalium, Magnesium, Phosphor, organische Fruchtsäuren, Zellulose, Bioflavonoide, Rutin.

Unterstützende Heilwirkung:
Immun- und abwehrstärkend, lösen im Darm und Blut Schlacken und fördern die Entgiftung, verhindern die Ablagerung von Schlacken an den Gefäßinnenwänden, begünstigen die Aufnahme von Eisen und Folsäure im Organismus.

Heidelbeeren

Wesentl. Inhaltsstoffe:
Vitamin A, B1, B2, C, Niacin, Gerbstoffe, Kalium, Anthocyane, Myrtillin, Eisen.

Unterstützende Heilwirkung:
Wirken bakteriellen Entzündungen im Darm entgegen, stoppen unterstützend Durchfall und erfüllen im Darm und Blut wichtige Entgiftungsaufgaben. Der tiefblaue Pflanzenfarbstoff Myrtillin (ein Anthozyan) wirkt in Verbindung mit Vitamin C und Eisen blutbildend. Anthozyane haben desweiteren im Gehirn-, Zell- und Immunsystem wichtige regenerative Heilwirkungen.

Himbeeren

Wesentl. Inhaltsstoffe:
Vitamin A, B1, B2, C, Pektine, Calcium, Kalium, Phosphor, Eisen, Anthozyane.

Unterstützende Heilwirkung:
Anregung der Darmperistaltik, Regeneration der Darmschleimhaut, allgemeine stoffwechselaktivierende Wirkung. Enthalten gut resorbierbares Eisen und unterstützen die Koordinations- und Funktionsprozesse in Gehirn und Nervensystem.

Johannisbeeren rot und schwarz

Wesentl. Inhaltsstoffe:
Vitamin A, B1, B2, C, Niacin, Calcium, Kalium, Magnesium, Eisen, Schwefel, Phosphor, Natrium, Rutin, Anthozyane, Bioflavonoide. Die einzelnen Vitalstoffe sind bei schwarzen Johannisbeeren in höheren Mengen vorhanden. Rote Johannisbeeren enthalten mehr und schwarze weniger Fruchtsäuren.

Unterstützende Heilwirkung:
Niacin gehört zum Vitamin B-Faktor und ist für Verdauung, Haut und Nerven wichtig. Rutin unterstützt die Gefäßabdichtung und Kalium ist an wichtigen Funktionsprozessen im Zellgeschehen beteiligt. Johannisbeeren fördern die Resorption von Eisen und Folsäure. Die roten und blauroten Pflanzenfarbstoffe (Anthozyane) haben eine heilungsfördernde Wirkung auf die Zell-, Gehirn-,

Drüsen- und Stoffwechselfunktion. Johannisbeeren besitzen einen qualitativ hochwertigen Vitamin-C-Komplex, der unter anderem eine antibakterielle, entgiftende und immunstimulierende Wirkung im Organismus aufweist.

Dunkelblaue Süßkirschen

Wesentl. Inhaltsstoffe:
Vitamin A, B1, B2, C, Niacin, Kalium, Calcium, Magnesium, Eisen, Silizium, Anthozyane, positive Zuckerarten.

Unterstützende Heilwirkung:
Dunkelblaue Süßkirschen stimulieren Magen- und Darmsystem einschließlich Leber und Bauchspeicheldrüse. Sie hemmen das Wachstum negativer Bakterien, bauen Entzündungen ab und fördern Reinigung und Entschlackung im Verdauungssystem. Auch im Blut- und Lymphsystem zeigen sie eine entgiftende Wirkung. Die guten Zuckerarten zeigen eine positive Wirkung im Stoffwechsel-, Gehirn- und Nervensystem. Zudem haben die dunklen Pflanzenfarbstoffe (Anthozyane) in Verbindung mit dem wertvollen Vitamin C der dunkelblauen Süßkirschen eine regenerierende Wirkung auf Gehirn, Zellen- und Drüsensystem.

Khaki

Wesentl. Inhaltsstoffe:
Vitamin A, B1, B2, C, Natrium, Kalium, Magnesium, Calcium, Eisen, Phosphor, Niacin, Fructose, Schleimstoffe, Pektine, Xanthophylle (gelbe Pflanzenfarbstoffe), Farb- und Energieschwingungen aus der intensiven Sonnenbestrahlung.

Unterstützende Heilwirkung:
Die Kaki ist eine sehr beliebte, sanfte, wohlschmeckende und heilungsfördernde Frucht. Der hohe Anteil an Vitamin A schafft in Verbindung mit den Pektinen und Schleimstoffen eine optimal regenerierende Schutzwirkung im Schleimhautbereich des Dünn- und Dickdarmes. Dies unterstützt das Ansiedeln der gesundheitsfördernden Mikroorganismen und stimuliert mit Vitamin C das darmspezifische Immunsystem. Desweiteren regt Kaki den Leberstoffwechsel an, fördert die Blasen-Nierenfunktion und macht Gelenke, Sehnen und Bänder durch Pektine und Schmierstoffe elastisch. Auch Haut, Augen und Sehnerven werden regenerierend beeinflußt. Diese Früchte haben einen hohen Fructosegehalt und sind deshalb auch ein Energiespender für Körper- und Gehirnzellen.

Hinweis: Kakis nur geschält und in vollreifem Zustand verzehren

Kiwi

Wesentl. Inhaltsstoffe:
Vitamin A, C, Niacin, Kalium, Calcium, Phosphor, Enzym Actinidin, Quell- und Gleitstoffe, organische Fruchtsäuren.

Unterstützende Heilwirkung:
Kiwis wirken verdauungsanregend und reinigend und beeinflussen das Blutbild positiv. Die Gleitstoffe haben einen leicht unterstützenden Einfluß auf Gelenke, Sehnen und Bänder. Das Enzym Actinidin fördert die Eiweißaufspaltung bzw. die Beseitigung von Eiweißfäulnisprodukten im Dickdarm.

Hinweis: Nicht mehr als zwei Kiwis pro Woche verzehren.

Mango

Wesentl. Inhaltsstoffe:
Carotin, Vitamin C, B1, B2, E, Niacin, Kupfer, Eisen, Kalium, Calcium, Phosphor, Silizium, positive Zuckerarten.

Unterstützende Heilwirkung:
Die gute Zuckerart ist ein schneller Energielieferant und hat einen positiven Einfluß auf das Verdauungssystem und das darin bestehende Mikroleben. Mangos stimulieren die Regeneration des Gehirns, Nerven- und Drüsensystems sowie der Haut.

Melone

Wesentl. Inhaltsstoffe:
Vitamin A, B1, B2, B6, C, Kieselsäure (Silizium), Magnesium, Calcium, Kalium, Eisen, Zink, Fluor, Kupfer, Folsäure, Pantothensäure, Nicotinamid, Pektin.

Unterstützende Heilwirkung:
Reinigung und Entschlackung des Organismus, Blut- und Lymphreinigung, fördert die Nierenfunktion, festigt das Bindegewebe und erhält die Haut frisch und elastisch.

Hinweis:
Melone sollte man nicht mit anderen Obstarten kombinieren und nicht unmittelbar nach einer Mahlzeit essen. Bei Erkrankungen von Bauchspeicheldrüse, Galle und Darm bei einer Mahlzeit keine großen Mengen davon verzehren.

Orangen

Wesentl. Inhaltsstoffe:
Vitamin B1, B2, C, Niacin, Calcium, Kalium, Magnesium, Phosphor, Pektin, Fruchtsäuren, Anthozyane (in Blutorangen).

Unterstützende Heilwirkung:
Vitamin C und Pektin fördern den Reinigungsprozeß im Verdauungssystem, aktivieren den Abbau von erhöhtem LDL-Cholesterin und stimulieren das körpereigene Immunsystem. Die wertvollen Blutorangen haben darüber hinaus noch in Verbindung mit ihrem Vitamin C die positiven Auswirkungen der dunkelroten Pflanzenfarbstoffe (Anthozyane).

Hinweis:
Orangen sollten keinesfalls in großen Mengen und möglichst nur in der ersten Tageshälfte (bis ca. 15.00 Uhr) verzehrt werden.

Papaya

Wesentl. Inhaltsstoffe:
Provitamin A, B1, C, Calcium, Kalium, Magnesium, Natrium, Phosphor, Niacin, Senföle, Enzym Papain, positive Zuckerarten.

Unterstützende Heilwirkung:
Antibakterielle Wirkung im Verdauungssystem, Verbesserung der Eiweißaufspaltung, allgemein empfehlenswert bei Verdauungsstörungen. Die positiven Zuckerarten fördern die Regeneration im Gehirn und Zellsystem.

Hinweis:
Man sollte nur reife Papayafrüchte verzehren. Zur verbesserten Nahrungsauswertung stehen auch natürlich gepreßte Papayatabletten (z.B. Papayaforce) zur Verfügung.

Pfirsich / Nektarine

Wesentl. Inhaltsstoffe:
Vitamin A, B1, B2, C, Kupfer, Magnesium, Calcium, Kalium, Eisen, Zink, Pektin, milde Fruchtsäuren, Enzyme, positive Zuckerarten, wertvolle gelb-orange Farbschwingungen.

Unterstützende Heilwirkung:
Förderung der Nieren- und Blasenfunktion, appetitanregend, blutreinigend, unterstützende Reinigung und Regeneration des Verdauungs- und Lymphsystems, erhält Zellen und Gewebe jung und elastisch. Pfirsiche und Nektarinen haben für Zellen und Gehirn leicht auswertbare Zuckerarten. Sie sollten in reifem Zustand des öfteren gegessen werden.

Pflaumen

Wesentl. Inhaltsstoffe:
Vitamin A, B1, B2, C, Eisen, Calcium, Kalium, Magnesium, Silizium, Phosphor, milde Fruchtsäuren, Pektin.

Unterstützende Heilwirkung:
Positive Wirkung bei Nieren- und Lebererkrankungen sowie bei Neigung zur Arterienverkalkung. Unterstützende Reinigung des Verdauungssystems von angefallenen Stoffwechselschlacken. Ungeschwefelte Trockenpflaumen sind hilfreich gegen Verstopfung und Hämorrhoidenleiden.

Hinweis:
Pflaumen sehr gründlich kauen und kein Wasser oder andere Flüssigkeiten gleichzeitig dazu trinken. Trockenpflaumen über Nacht in gutem Wasser einweichen und am Morgen nüchtern essen.

Blaue Weintrauben

Wesentl. Inhaltsstoffe:
Vitamin A, B1, B2, C, Calcium, Kalium, Magnesium, Eisen, Kupfer, Phosphor, Silizium, milde Fruchtsäuren, Pektin, Traubenzucker, Anthozyane.

Unterstützende Heilwirkung:
Bei Nieren-, Blasen- und Kreislaufschwäche, Hauterkrankungen sowie bei Leber- und Gallenerkrankungen. Förderung der Gehirn- und Zellregeneration durch Anthozyane und gut auswertbare Zuckerarten. Antibakterielle Wirkung im Darm, durchblutungsfördernd, gefäßabdichtend. Trauben sollte man in Maßen verzehren, sonst kann es zu Störungen im Verdauungssystem kommen.

Zitronen

Wesentl. Inhaltsstoffe:
Vitamin A, B1, B2, hoher Anteil Vitamin C, Calcium, Kalium, Magnesium, Phosphor, Eisen, Bioflavonoide, Rutin, Pektine, Enzyme, organische Fruchtsäure, Hesperidin.

Unterstützende Heilwirkung:
Immunstimulierend, abwehrsteigernd, Ansteckungsschutz gegen Viren, keimtötend. Zitrone löst Schlacken und Gifte im Darmbereich, dichtet die Gefäßkapillare ab und begünstigt die Elastizität der Blutgefäße. Verhindert die Ablagerung von Schlacken an den Gefäßinnenwänden. Sie regt die Verdauungstätigkeit an, hilft gegen Blähungen und Luftansammlungen im Bauchbereich, stärkt das Herz-Kreislaufsystem, senkt unterstützend hohen Blutdruck. Hilft Nieren- und Gallensteine aufzulösen, belebt den Stoffwechsel und verlangsamt bei regelmäßiger Zufuhr den Alterungsprozeß. Die organische Fruchtsäure wird im Stoffwechsel leicht verbrannt und als Wasser und Kohlensäure vom Organismus ausgeschieden, so daß nur die wertvollen basischen Mineral- und Vitalstoffe übrigbleiben.

Hinweis:

Ferner wird die Eisen- und Folsäureresorption im Organismus gefördert. Es empfiehlt sich, nach Empfinden nahezu täglich wenigstens eine halbe bis eine ganze Zitrone frisch ausgepreßt mit einem Glas (ca. 0,2 Liter) handwarmem Heil- oder Quellwasser (ohne Kohlensäure) morgens nüchtern kurz nach dem Aufstehen zu trinken. Bei der sehr seltenen Fruchtsäureunverträglichkeit verwende man die etwas mildere Grapefruit.

Anwendung für alle Obstarten

In der Regel empfiehlt es sich, nach persönlichem Empfinden ca. ein bis zwei Obsttage im Monat durchzuführen, oder gelegentlich eine alleinige Obsthauptmahlzeit einzuplanen. Gedünstetes Obst (z.B. Äpfel, Pfirsiche, Aprikosen usw.) ist als Nachspeise gut verträglich.

Ananas und Papaya besitzen einen hohen Enzymgehalt und unterstützen die Aufspaltung bzw. Zerlegung der Eiweißketten im Verdauungssystem. Man sollte insbesondere bei Neigung zu Blähungen, keine Süßmittel mit Obst zu kombinieren. Hat man gelegentlich das Empfinden, etwas rohes Obst nach einer Mahlzeit (nach ca. 30 bis 60 Minuten) zu verzehren, so berücksichtige man folgenden verdauungsfreundlichen Grundsatz:

"Säuerliche Früchte und Eiweiße benötigen zur guten Verdauungsarbeit eine Säurelösung, während süßliche Früchte und Kohlenhydrate eine Basenlösung zur optimalen Aufspaltung brauchen. Dies bedeutet, daß man süßliche Früchte, wenn möglich, nicht nach konzentrierten Eiweißmahlzeiten, bzw. saures Obst nicht nach kohlehydratreichen Mahlzeiten verzehren sollte".

Konzentrierte Obst- oder Fruchtsäfte sind in größeren Mengen bzw. als Durstlöscher nicht empfehlenswert, da sie sehr oft zu Funktionsstörungen im Verdauungs- und Gelenksystem führen können.

Hinweis:

Bei Neigung zu extremem Untergewicht gelten diese allgemeinen Empfehlungen jedoch nicht. Hierbei ist es dringend ratsam, einen ganzheitlich orientierten Arzt oder Heilpraktiker zu konsultieren. Bei Übergewicht kann man nach individuellem Bedürfnis ca. ein bis zwei Obsttage pro Monat einlegen bzw. des öfteren eine reine Obstmahlzeit als Frühstück oder Mittagessen durchführen.

Bei Neigung zu sehr empfindlichen Hautreaktionen (Schuppenflechte, Allergien, Juckreiz usw.) sind Früchte mit einem hohen Säureanteil nur in kleinen Mengen zu verzehren. In diesen Fällen achte man besonders auf das körpereigene Gefühl.

Gedünstetes Obst zur Regeneration

Selbstverständlich hat rohes reifes Obst einen etwas höheren Anteil an Vital-stoffen als das schonend Gedünstete. Für ein geschwächtes Verdauungssystem (Gärungs- und Fäulnisgifte, Entzündungen, Degeneration der Darmschleim-häute) und vor allem zur Wiederherstellung einer gesunden Darmflora ist je-doch auch der Verzehr von gedünstetem Obst empfehlenswert. Durch die schonende Zubereitung können die unentbehrlichen positiven Zuckerarten vom Organismus noch leichter aufgenommen werden. Auch das regenerationskräf-tige Pektin sowie andere wertvolle Stoffe werden mühelos von der Zellulose der Früchte befreit und stehen so unmittelbar und vor allem mit weniger Ener-gieaufwand zur Verfügung. Somit ist gedünstetes Obst trotz eines gestörten Enzymsystems gut aufzuschließen und auszuwerten. Dieser Aspekt spielt bei der Regeneration im Darmbereich und zur Unterstützung des überaus wichti-gen Mikrolebens eine Rolle. Obst in gedünsteter Form ist ein idealer Begleit-faktor (Gleitschieneneffekt) für die gesundheitsfördernden Darmbakterien. Apfelkompott ohne Zuckerzusatz verbessert die mikrobiologischen Verhält-nisse im Dünn- und Dickdarmbereich.

Anwendung:
Als symbiosefreundliche Obstsorten eignen sich zum Dünsten besonders: Äpfel, Birnen, Pfirsiche, Aprikosen, Pflaumen, Heidelbeeren sowie einfache Mischkompotte wie z.B. Äpfel mit Pflaumen oder Birnen mit Pflaumen. Dünstobst verwendet man entweder als delikate und gut verträgliche Nach-speise oder als symbiosefördernde Frühstücksbeigabe (hierüber wird im Kapi-tel "Das symbiosefreundliche Frühstück" noch berichtet).
Obst dünstet man ohne Zucker und Süßstoffe, da diese einen störenden Einfluß auf den Stoffwechsel haben und zudem die positive Auswirkung der durch die lange Sonnenbestrahlung gespeicherten Farb- und Energieschwingungen auf das Zellgeschehen beeinträchtigen würden.

Hinweis:
Für die Regeneration der Darmflora ist es empfehlenswert, nach Empfinden und in Absprache mit einem ganzheitlich orientierten Arzt, Heilpraktiker oder Ernährungstherapeuten in das Dünstobst die physiologischen Darmbakterien Bifidobacterium longum und Lactobacillus gasseri zu geben (z.B. den Inhalt einer Kapsel Omniflora N und einen knappen Teelöffel Eugalan BAP oder ähnliches). Siehe hierzu Bezugsquellennachweis.

Trockenfrüchte als hochwertige Zucker- und Energiequelle

Qualitativ gute Zuckerarten tragen sehr zur physiologischen Energie- und Wärmeregulierung im Organismus bei. Die aufgenommenen Brennstoffe (hochwertige Kohlenhydrat- und Zuckerarten) werden im Stoffwechsel umgewandelt und mit Hilfe des Sauerstoffes verbrannt. Dabei entstehen Wärme und Energie, die der Zellenstaat Körper unbedingt benötigt, um die Billionen von Funktions- und Steuerprozessen in jeder Sekunde seines Daseins präzise zu erfüllen.Ungeschwefelte Trockenfrüchte sind eine sehr hochwertige und gut auswertbare Zucker- und Energiequelle. Durch den Trockenprozeß nehmen mit Hilfe spezieller Mikroorganismen Qualität und Quantität der positiven Zuckerarten und einiger anderer Vitalstoffe in den Früchten noch beträchtlich zu.

Datteln, Pflaumen, Aprikosen, Feigen, Bananen, Rosinen

Wesentl. Inhaltsstoffe sind:

Vitamin A, B1, B2, B6, C, D (in Datteln), Folsäure, Niacin, Pantothensäure, Kalium, Calcium, Phosphor, Magnesium, Mangan, Eisen, Kobalt, Kupfer, Zink, Molybdän, Vanadium (Pflaumen), Selen, Fruchtzucker, Pektin, spezielle Mikroorganismen, gespeicherte Energieschwingungen aus der langen Sonnenbestrahlung.

Unterstützende Heilwirkung:

Trockenobst ist (besonders im Winter) ein hochwertiger Zucker-, Energie- und Gesundheitsspender mit hohem Nährwert. Es harmonisiert den Elektrolythaushalt und schützt den Organismus vor der gefährlichen Hypokaliämie (Kaliummangel). Es trägt bei gesunder Ernährungs- und Lebensweise dazu bei, Zell- und Organstörungen besonders an Herz, Nieren und Leber zu verhindern. Sie verbessern die physiologischen Funktionsprozesse im intra- und extrazellulären Bereich, weil sie die Natrium-Kaliumpumpe im natürlichen Sinne unterstützen. Trockenfrüchte sind eine große Hilfe bei Neigung zu Verdauungsstörungen und Verstopfung (vor allem über Nacht eingeweichte kernlose Pflaumen). Die wertvollen Pektine, z.B. aus eingeweichten Pflaumen, sind ein Meisterreiniger für den Darm, binden Gifte und Schlacken und schleusen diese gefahrlos aus. Zudem fördern sie den gesunden Nährboden für die körperfreundlichen Mikroorganismen. Sie sind ein wertvoller Beitrag zur allgemeinen Zell- und Gehirnregeneration und verbessern das Konzentrations-, Leistungs- und Energievermögen. Deshalb sind sie für Kinder und Erwachsene eine stoffwechselfreundliche und konzentrierte Zuckerquelle, wenn man sie in Maßen verzehrt. Echter Fruchtzucker entlastet den Leberstoffwechsel.

Anwendung:
Trockenfrüchte sind besser verträglich und werden wesentlich intensiver ausgewertet, wenn sie über Nacht in Heil- oder Quellwasser eingeweicht werden. Sie passen in Maßen zum Getreidefrühstück, in schonend gedünstetes Obst oder nach Empfinden als Energiespender während des Tages.

Tip:
In Quellwasser eingeweichte und anschließend mit dem Mixer pürierte Trockenfrüchte (z.B. Pflaumen) ergeben einen vorzüglich schmeckenden, völlig natürlichen Marmeladenersatz.
Nach dem Verzehr von Trockenfrüchten ist es sehr empfehlenswert, die Zähne gründlich zu reinigen.

Natürliche Süßmittel

Natürliche Süßmittel sind im Gegensatz zu Zucker und künstlichen Süßstoffen in Maßen für Nervensystem, Gehirn- und Zellstoffwechsel wertvoll. Der Organismus kann diese konzentrierten Zuckerquellen gut auswerten; seine Stoffwechselprozesse werden dadurch nicht beeinträchtigt. Bestimmte Honigarten enthalten noch einige Enzyme, die verschiedene Körper- und Stoffwechselprozesse unterstützend beeinflussen.
Fruchtzucker ist ein wertvoller physiologischer Energielieferant und besonders reich an hochwertigen Mineralien und Spurenelementen wie Calcium, Magnesium, Eisen, Mangan, Kalium und Zink. Er wird von der Leber leicht abgebaut und ist deshalb besonders bei Stoffwechselkrankheiten und Leberschwäche ein gesundes Süßmittel, wenn man ihn dem Organismus in kleinen Mengen zuführt. Hochwertige Honig- und Fruchtzuckerarten sind z.B. in Kombination mit einer Mandel- oder Sesammilch eine sehr wohltuende Energiequelle für Zellen und Gehirn und fördern daher die geistige und körperliche Leistungsfähigkeit.
Empfehlenswerte Honigarten sind Akazien-, Lindenblüten- und Tupelohonig. Empfehlenswerte Fruchtzuckerarten sind Birnen- und Apfeldicksaft, Frutilose sowie echter kanadischer Ahornsirup.

Hinweis:
Bei Candidapilzbefall im Darm sollte man bis zur Ausheilung Süßmittel nur in kleinsten Mengen verzehren.

Warum bremsen Anthozyane den Alterungsprozeß?

Anthozyane (Pflanzenfarbstoffe) sind ernährungsphysiologisch sehr wertvolle kosmische und irdische Farb- und Energieträger. Die rot-blauen, dunkelblau und violetten Pflanzenfarben in bestimmten hochwertigen Lebensmitteln haben eine hervorragende unterstützende Heil- und Regenerationswirkung. Sie sind nahezu für den gesamten Organismus von höchstem Wert. Diese äußerst kostbaren Anthozyane findet man vorrangig in folgenden Obst- und Gemüsearten:

Heidelbeeren, schwarzen und roten Johannisbeeren, Holunderbeeren (Vorsicht, nicht roh verzehren) Brombeeren, Sanddornbeeren, dunklen Süßkirschen, Rote Bete und Rote-Bete-Pulver, roter Paprika sowie in Blutorangen.

Anthozyane sind als Glykoside (stickstoffreiche Substanzen) an verschiedene Zuckerarten gebunden, die im Organismus durch biochemische Stoffwechselvorgänge abgespalten werden.

Besonders interessant ist:
Die Farbentstehung hängt von der Wasserstoffionenkonzentration (pH-Wert) des jeweiligen Pflanzenzellsaftes ab. Im sauren Bereich entstehen rote Pflanzenfarben (z.B. rote Johannisbeeren), im alkalischen Bereich blaue (z.B. Heidelbeeren) und im Übergangsbereich bilden sich mehr oder weniger violette Pflanzenfarben. Zudem haben die Mineralstoffe Eisen und Magnesium bei der Farbkomposition eine Bedeutung.

Die wertvollen Pflanzenfarbstoffe kann man auch in Form von Muttersäften zu sich nehmen. Diese Darreichungsform ist besonders empfehlenswert, da sie vom Stoffwechsel optimal ausgewertet und schnell resorbiert werden kann. Folgende Frucht- und Gemüsearten kann man als Muttersaft beziehen:

Heidelbeeren, schwarzen und roten Johannisbeeren, Holunder- und Brombeeren, Sanddornmark sowie Rote Bete.

Besonders in Verbindung mit Vitamin C wird ihre gesund- und jungerhaltende Wirkung noch verstärkt. Deshalb hat die Mutter Natur die Obst- und Gemüsearten, in denen bereits Anthozyane enthalten sind, schon mit höheren Dosen Vitamin C ausgestattet. Man verstärkt aber noch die gute Heilwirkung, wenn man z.B. einem kleinen Teil Muttersaft, der mit reichlich handwarmem Heil- oder Quellwasser (0,2 Liter) verdünnt wird, den Saft aus mindestens einer halben bis ganzen frisch gepreßten Zitrone hinzufügt. Diese Empfehlung wäre z.B. ein sehr gutes Reinigungs- und Regenerationsgetränk, das man am Morgen kurz nach dem Aufstehen zu sich nimmt. Aber darüber wird in späteren Kapiteln noch ausführlich berichtet.

In jeder Sekunde des Lebens finden im Zellenstaat Körper Billionen von Steuer- und Funktionsprozessen statt. Die Anthozyane mit ihren hochwertigen Farb- und Energieschwingungen aus Erde und Sonne können wesentlich dazu beitragen, daß diese hochkomplizierten Lebensvorgänge im Organismus beständig und störungsfrei ablaufen. Sie besitzen wie ein Schlüssel zu einem Schloß präzisen Zugang zu wichtigen physiologischen Regelmechanismen.

Auf folgende Körperfunktionen haben die rot-blau-dunkelblau und violetten Pflanzenfarbstoffe eine unterstützende, gesundheitsfördernde und intensiv regenerierende Heilwirkung:

- Nahezu alle Funktions-, Steuer- und Koordinationsprozesse im Gehirn, Verbesserung und Harmonisierung der Hypophysenfunktion und des Gehirnstoffwechsels. Reinigung und Entschlackung des zerebralen Gefäßsystems und damit Verhinderung bzw. Verlangsamung der Gehirnsklerose.
- Harmonisierung im gesamten Drüsensystem, vor allem auch der Schilddrüsenfunktion.
- Verbesserung der Zellatmung und des Zellstoffwechsels.
- Stimulierung des zellulären und humoralen Immunsystems.
- Präzisierung der Impuls- und Schwingungsübertragung vom Gehirn zu den einzelnen Körperzellen im Organismus.
- Förderung der Blutreinigung und Verbesserung des physiologischen Blutbildes. Besonders in Kombination mit Vitamin C und Eisen optimale blutbildende Wirkung (z.B. mit Rote-Bete-Saft oder Pulver).
- Unterstützende Regeneration des gesamten Verdauungssystemes. Reinigung von störenden Stoffwechselschlacken im Darm, vor allem in Kombination mit Vitamin C.
- Fördern die Ansiedlung körperfreundlicher Mikroorganismen, vor allem der Acidophilus-, Bifidus- und Bacillus subtilis-Bakterien.

Anthozyane unterstützen somit den ständig notwendigen Regenerationsprozeß und tragen bei regelmäßiger Zufuhr wesentlich zur Vitalisierung, Präzision und Verjüngung des Zellenstaates Körper bei.

Eine fortschrittlich orientierte Heil- und Ernährungskunde wird in der Zukunft derartig unterstützende Lebens- und Heilmittel wie die wertvollen Anthozyane in ihre ganzheitliche Therapie bzw. Ernährungsberatung zum Wohle des Menschen und der Volksgesundheit mit einbeziehen.

Gesundheit ist das höchste Gut auf Erden

Wollen Sie noch mehr erfahren, wie man wesentlich länger jung, gesund, vital und leistungsfähig bleiben kann ?

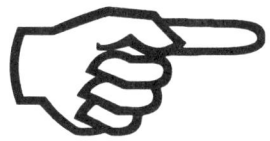

Wir suchen Menschen
die gesünder, glücklicher und
vitaler werden und bleiben wollen

Mobilisieren Sie selbst Ihre körperlichen und seelischen Heilkräfte!

Der Autor C. W. Echter veranstaltet für **gesundheits- und ernährungsinteressierte sowie seelisch aufgeschlossene Menschen** mehrmals jährlich hochinteressante fachlich fundierte und kostengünstige Gesundheits- und Lebensseminare.

Dabei vermittelt er Ihnen einzigartige ernährungsmedizinische, heilungsfördernde seelische und zwischenmenschliche Grundlagen, wie sie z.B.

- Ihre Körper-, Gehirn- und Hautzellen, sowie das lebenswichtige Verdauungs-, Immun-, Nerven- und Hormonsystem mit Hilfe einer völlig natürlichen Ernährungs- und Lebensweise wesentlich länger jung, gesund, vital und leistungsfähig erhalten können.

- wesentlich mehr Freude und Harmonie in allen zwischenmenschlichen Beziehungen, wie z.B. in Partnerschaft, Kindererziehung, Beruf usw. erreichen.

Gerne senden wir Ihnen oder Ihren Bekannten bei Interesse ausführliche Informationen zu.

Bezugsquelle: Institut für Gesundheits- und Ernährungsbildung
Genaue Anschrift siehe Seite 187

Muttersäfte halten den Zellenstaat länger frisch, vital und jung

Die gesundheitsfördernden blau-violetten und orangefarbenen Pflanzenfarben (Anthozyane) in Muttersäften aus sonnengereiften schwarzen Johannisbeeren, Holunder-, Heidel- und Brombeeren sowie aus Sanddornfrüchten bieten in Verbindung mit zahlreichen anderen Vitalstoffen dem gesamten Zellenstaat Körper einschließlich des Gehirns eine Fülle idealer Möglichkeiten zur ständigen Gesund- und Jungerhaltung. Durch das sehr günstige physiologische Kalium-Natrium-Verhältnis haben alle empfohlenen Muttersäfte einen hervorragenden Einfluß auf die lebenswichtigen Funktionsvorgänge im intra- und extrazellulären Geschehen. Nachfolgende Ausführungen geben einen Überblick über die wichtigsten unterstützenden Heil- und Regenerationsprozesse von dunklen Muttersäften.

Schwarzer Johannisbeersaft

Wesentl. Inhaltsstoffe:

Vitamin A, B1, B2, B6, reichlich C, E, Niacin, Eisen, Calcium, Kalium, Magnesium, Phosphor, Mangan, Kupfer, Kobalt, Zink, Nickel, Pantothensäure, Fruchtsäuren, Gerbstoffe, Fruchtzucker, Pektin, Bioflavonoide, Hesperidin, Rutin, Anthozyane, gespeicherte Farbschwingungen, Mikroorganismen.

Unterstützende Heilwirkung:

Die Schutz- und Regenerationsstoffe zeigen einen intensiv reinigenden und entschlackenden Effekt auf Zellen, Gewebe, Gehirn, Blut und Gefäße (bis in die feinsten Kapillare hinein). Sie verjüngen die Blutgefäße und halten sie elastisch. Sie bremsen bzw. verzögern den Verkalkungs- und Senilitätsprozeß im hochkomplizierten Gefäßsystem des Gehirns und wirken zudem durchblutungsfördernd. Schwarze sonnengereifte Johannisbeeren unterstützen in hohem Maße die Zellreinigung und vor allem die lebenswichtige Zellatmung. Dieser Muttersaft zeigt auch eine darmspezifisch reinigende, verdauungsfördernde (bei Verstopfung) und antibakterielle Wirkung. Er verhindert das Wachstum negativer Viren bzw. Bakterien und unterstützt das positive Mikroleben im Darm und Blut, wirkt blutbildend, stimuliert das körpereigene Immungeschehen und harmonisiert das lebenswichtige Drüsensystem. Schwarze Johannisbeeren verbessern in Verbindung mit einer symbiosefreundlichen Ernährungs- und Lebensweise Wachsamkeit, Konzentrationsvermögen und Intelligenz.

Über die besonderen heilenden und regenerierenden Eigenschaften der dunklen Pflanzenfarbstoffe, die auch im schwarzen Johannisbeermuttersaft reichlich und in bester Qualität vorhanden sind, siehe noch zusätzlich spezielles Kapitel "Warum bremsen Anthozyane den Alterungsprozeß?".

Anwendung:
Morgens reichlich vor dem Frühstück bzw. vormittags ein Glas (ca. 0,2 Liter) handwarmes Heil- oder Quellwasser ohne Kohlensäure mit ca. 3-4 Eßlöffeln dunklem Muttersaft und einer halben bis ganzen frisch gepreßten Grapefruit oder Zitrone trinken. Dadurch (vor allem mit Hilfe von Bioflavonoiden und des Vitamin C Komplexes) werden die wertvollen Inhaltsstoffe des Muttersaftes schneller resorbiert und gelangen so wesentlich rascher an ihr Regenerationsziel im Organismus.

Über die gezielte morgendliche Reinigung und Entschlackung des Körpers wird in einem späteren Kapitel noch ausführlich berichtet.

Holundersaft

Wesentl. Inhaltsstoffe:
Vitamin A, B1, B2, B6, C, Niacin, Biotin, Folsäure, Pantothensäure, Calcium, Kalium, Phosphor, Fruchtsäuren, Fruchtzucker, Gerbstoffe, Bioflavonoide, Hesperidin, Rutin, Anthozyane, Mikroorganismen, gespeicherte Farbschwingungen.

Unterstützende Heilwirkung:
Speziell entschlackend, schweißtreibend, fiebersenkend, immunstimulierend, wirkt unterstützend bei bronchialen und grippalen Erkrankungen sowie bei Entzündungen im Kopfbereich, vor allem im Stirn-, Nebenhöhlen- und Mittelohrbereich. Aufbauend und regenerierend in der Rekonvaleszenz (nach überstandenen Krankheiten). Neben den für Holundersaft speziell unterstützenden Heilwirkungen zeigt der Muttersaft noch weitere, jedoch abgemilderte Wirkkomponenten im Bereich Gehirn, Zell-, Drüsen- und Verdauungssystem.

Vorsicht:
Holunderbeeren sollten niemals roh verzehrt werden, sondern entweder in sehr reifem Zustand geerntet und nur als abgekochter ungesüßter Muttersaft getrunken oder in guter Qualität fertig zubereitet gekauft werden.

Anwendung: siehe unter schwarzer Johannisbeersaft

Heidelbeersaft

Wesentl. Inhaltsstoffe:
Vitamin A, B1, B2, B6, C, Folsäure, Biotin, Niacin, Pantothensäure, Kalium, Calcium, Eisen, Magnesium, Phosphor, Mangan, Kupfer, Zink, Nickel, Vanadium, gut auswertbare Zuckerarten, Flavonoide, Gerbstoffe, Myrtillin als spezielles Anthozyan, Mikroorganismen.

Unterstützende Heilwirkung:
Spezielle antibakterielle Wirkung im Magen-, Dünn- und Dickdarmbereich. Die idealen Gerbstoffe, Anthozyane, Flavonoide und anderen Heilstoffe wirken hervorragend gegen Durchfall und negative Bakterien im Darm. Heidelbeermuttersaft fördert den Wiederaufbau einer degenerierten Darmflora und das Ansiedeln der gesundheitsfördernden Mikroorganismen. Zudem zeigt er eine blutbildende, reinigende und harntreibende Wirkung. Heidelbeermuttersaft hat neben seinen spezifischen unterstützenden Heilwirkungen auch günstige Heiltendenzen auf Zellen und Gehirn sowie im Drüsen- und Immunbereich. Die wertvollen Zuckerarten von Heidelbeeren sind besonders leicht verdaulich und damit eine Unterstützung für die Bauchspeicheldrüse.

Anwendung: siehe unter schwarzer Johannisbeersaft

Brombeersaft

Wesentl. Inhaltsstoffe:
Vitamin A, B1, B2, B6, C, E, Niacin, Pantothensäure, Gerbstoffe, Fructose, Kalium, Calcium, Phosphor, Natrium, Mangan, Eisen, Kupfer, Flavonoide, Anthozyane, Mikroorganismen, gespeicherte Farbschwingungen.

Unterstützende Heilwirkung:
Anthozyane, Gerbstoffe und Flavonoide bremsen das Wachstum von negativen Bakterien im Magen- und Darmbereich und fördern das Gedeihen der gesundheitsfördernden Symbionten. Muttersaft aus reifen Brombeeren wirkt auch unterstützend gegen Durchfallerscheinungen.
Er hat sowohl eine blutbildende als auch reinigende und harntreibende Wirkung und hilft unterstützend bei entzündlichen Halserkrankungen. Zudem ist er ein allgemeines Regenerations-, Kräftigungs- und Aufbaumittel. Er fördert die physiologischen Funktionen im Zell-, Gehirn- und Leberbereich.
Die Zuckerarten aus Brombeeren sind etwas schwerer auszuwerten als aus anderen rotblauvioletten Früchten. Dies sollte man bei Erkrankungen der Bauchspeicheldrüse berücksichtigen.

Anwendung: siehe unter schwarzer Johannisbeersaft

Sanddornfrucht

Wesentl. Inhaltsstoffe:

Vitamin A, B1, B2, B6, reichlich C, Biotin, Folsäure, Niacin, Pantothensäure, Fruchtzucker, Gerbsäure, Apfelsäure, Kalium, Calcium, Phosphor, Eisen, Kupfer, Rutin, Anthozyane, Mikroorganismen, gespeicherte Farbschwingungen.

Unterstützende Heilwirkung:

Fördert die Selbstheilungskräfte im Organismus. Sanddorn-Vollfrucht zeigt eine intensive Entgiftungs- und Entschlackungswirkung vor allem als Zell- und Gefäßreiniger im Gehirnbereich. Er hat in Verbindung mit einer stoffwechselfreundlichen Ernährungs- und Lebensweise die Fähigkeit, Verkalkungs- und Senilitätsprozesse in den feinen Haargefäßen (Alveolen) des Gehirns zu bremsen. Sanddorn hilft vor allem bei Übergewicht, überflüssige und belastende Körpersubstanz abzubauen. Er ist so wie andere Muttersäfte immunstimulierend, fördert die Eisen- und Folsäureresorption vom Darm in das Blut, ist ein bedeutender Faktor bei der Sauerstoffübertragung und zeigt durch seine Anthozyane, Vitamin C, Rutin und Bioflavonoide eine gefäßabdichtende Wirkung. Zudem hilft dieser Muttersaft bei der Regeneration geschädigter Zellen und Gewebe, die durch eine stoffwechsel- und symbiosefeindliche (schlakkenreiche) Ernährungsweise verursacht wurden. Sanddorn unterstützt die physiologische Hormonproduktion, erhält die Sehkraft der Augen möglichst lange aufrecht und stimuliert den Zellstoffwechsel.

Anwendung:

1 Teelöffel Sanddorn Vollfrucht ungesüßt in das Frühstücksmüsli geben oder in einem Glas Wasser (gut verrühren) als Reinigungsgetränk morgens reichlich vor dem Frühstück trinken. Das Getränk kann man nach Empfinden evtl. mit 1 Teelöffel Honig, Ahornsirup oder Birnendicksaft süßen.

Getreide - ein konzentrierter Energie- und Vitalstoffspender

Samen, Getreide, Nüsse, grüne Pflanzen und Obst sind schon seit Urzeiten Hauptnahrungsquelle der Menschen. Getreidepflanzen findet man in den verschiedensten Sorten auf allen Erdteilen der Welt. Die wichtigsten Arten sind Gerste, Hafer, Weizen, Dinkel, Amaranth, Quinoa sowie die getreideähnlichen Körner Vollreis, Hirse und Buchweizen. Diese wichtigsten Grundnahrungsmittel enthalten konzentrierte Energie-, Aufbau- und Vitalstoffe.

Selbst im Schöpfungsbericht (Genesis 1,29) werden unter anderem auch samenhaltige Pflanzen dem Menschen als naturgesetzlich richtiger Ernährungsbestandteil empfohlen. Allerdings findet man die lebenswichtigen Gesundheitsförderer nur im ganzen Korn; aus diesem Grunde sollte man dem biologischen Vollkorngetreide unbedingt den Vorrang geben. Weißmehlerzeugnisse stören auf Dauer das biologische Gleichgewicht der intra- und extrazellulären Körperflüssigkeiten, das als wichtigste Grundlage für eine präzise Funktion der Körper- und Gehirnzellen gilt. Sie sind nicht Bestandteil einer fortschrittlich orientierten gesundheitsbewußten Heil- und Ernährungskunde. Zudem führt in Verbindung mit anderen zellfunktionsstörenden Nahrungsmitteln der regelmäßige Genuß von Weißmehlerzeugnissen vorzeitig zu degenerativen Stoffwechselentgleisungen und den bekannten Volkskrankheiten wie Rheuma, Gicht, Verdauungsstörungen, Gefäßsklerose, Bindegewebsschwäche und weiteren schwerwiegenden Organkrankheiten.

Vollkorngetreide ist auch heute noch neben wertvollem Gemüse, Obst, grünen Pflanzen sowie etwas Sauermilchprodukten hochwertiger Bestandteil einer stoffwechsel- und zellfunktionsfördernden Kostform. Allerdings empfiehlt es sich, dem Körper diese Kraftnahrung nicht in allzu großen Mengen, sondern individuell in Maßen nach innerem Empfinden zuzuführen, gemäß der Weisheit:"Was dem Schmiede nützt, kann dem Schneider schaden". Denn Getreide (außer Hirse) zeigt wie alle konzentrierten Eiweißträger im Organismus eine säureüberschüssige Wirkung. Um dies auszugleichen (Säure-Basenausgleich) ist es sinnvoll, Getreidemahlzeiten nach persönlichem Gefühl mit zwei- bis drei gut verträglichen Dünstgemüsearten zu kombinieren. Am besten harmonieren zu Getreide sogenannte Neutralgemüsearten wie Karotten, Fenchel, Zucchini, Knollen- und Stangensellerie, junger Kohlrabi, etwas Lauch, Tomaten oder Paprika. Das gedünstete Gemüse ist zudem noch eine sehr wertvolle und gut auswertbare Vitalstoffquelle und unterstützt in dieser Nahrungskombination im Darmbereich das Ansiedeln der körperfreundlichen Mikroorganismen. Um

Mangelerscheinungen im Organismus vorzubeugen, empfiehlt es sich, wöchentlich nach Empfinden drei bis fünf verschiedene Getreidearten mit Gemüse zu den Hauptmahlzeiten zu verzehren. Rohes Getreide fördert letztlich nicht die lebenswichtige Symbiose in den hoch empfindlichen Darmschleimhäuten, sondern trägt eher zu Darmreizungen und Störungen im Mikroleben bei. Nur bei einem gut funktionierenden Verdauungssystem ist es daher empfehlenswert, gelegentlich und in sehr gut gekautem Zustand eine kleine Menge Weizenkeimlinge zu verzehren.

Wegen der besseren Verträglichkeit und Auswertung sollte man stets zu einer Mahlzeit nur eine Getreideart verwenden. Dadurch kann das Getreide wesentlich besser und ökonomischer von den Verdauungsfermenten aufgeschlossen und ausgewertet werden.

Außerdem sollte Vollkorngetreide nicht mit stärkehaltigem Gemüse wie Kartoffeln, Topinambur, Süßkartoffeln, getrockneten Bohnen, Linsen, Erbsen sowie Blumenkohl kombiniert werden. Bei der selten vorkommenden Glutenunverträglichkeit (Zöliakie= Enzymstörung im Dünndarm) verwende man bevorzugt Getreidearten wie Hirse, Reis, Buchweizen, Amaranth, Mais und evtl. in kleinsten Mengen Gerste.

Gerste

Wesentl. Inhaltsstoffe:
Vitamin A, B1, B2, B6, Pantothensäure, Folsäure, Inosit, Kalium, Magnesium, Calcium, Phosphor, Niacin, Mangan, Eisen, Kobalt, Kupfer, Zink, Nickel, Chrom, Molybdän, Fluor, Selen, Silizium, hochwertige Eiweißbausteine, Linolsäure, Schleimstoffe. Anteil an Eiweiß 10 %, Kohlenhydraten 57 %, pflanzlichem Fett 7%.

Unterstützende Heilwirkung:
Gerste ist eine gute Quelle von hochwertigen Heil- und Regenerationsstoffen. Sie fördert aufgrund ihrer idealen Schleimstoffe das Milieu und Wachstum der körperfreundlichen Mikroorganismen im Dünn- und Dickdarmbereich und bindet Gifte und Schlacken im Verdauungssystem. Bei Magen-Darmempfindlichkeit ist Gerste bzw. Gerstenschleim und Gerstensuppe ein heilungsförderndes und stärkendes Lebens- und Diätmittel. Die hochwertigen Mineralien, Spurenelemente und B-Vitamine fördern den Zell- und Gehirnstoffwechsel. Kieselsäuregehalt und Inosit wirken sich günstig auf Haut, Haare, Nägel, Zahnfleisch und Bindegewebe aus. Gerste schenkt dem Verzehrer Kraft, Energie (hochwertige Stärkequelle) und reguliert durch ihr Quellvermögen den Stuhlgang.

Zubereitung: Gerste mittelgrob schroten und schonend garen.

Hafer

Wesentl. Inhaltsstoffe:
Vitamin B1, B2, B5, E, K, Pantothensäure, Biotin, Folsäure, Kalium, Calcium, Magnesium, Mangan, Eisen, Kobalt, Kupfer, Zink, Chrom, Fluor, Molybdän, Phosphor, Niacin, Selen, Silizium, Jod, Schleimstoffe, hochwertige Eiweißbausteine, Linolsäure, Lecithin. Anteil an Eiweiß 13 %, Kohlenhydraten 61%, pflanzlichem Fett 7%, davon ein Großteil ungesättigter Fettsäure.

Unterstützende Heilwirkung:
Die Kohlenhydrate von Hafer sind sehr leicht verdaulich und somit ist er ein schneller Energielieferant. Hafer und Haferschleim wirken auf Magen und Darm beruhigend und heilend. Die Schleimstoffe und das Quellvermögen unterstützen die Reinigung und Entschlackung des Verdauungssystemes von angefallenen Giften, Bakterien, störenden Säuren usw. Hafer hat eine cholesterinsenkende Wirkung, vor allem wenn man ihn noch mit Gemüse kombiniert. Er verbessert die Denkprozesse im Gehirn und ist durch gewisse endogene Wirkstoffe eine Art Muntermacher. Zudem fördert er die physiologischen Funktionsprozesse von Magen, Leber, Galle und Pankreas. Die lebenswichtigen Aminosäuren fördern Zellatmung, Aufbau von Muskeln, Sehnen und Drüsen. Der wertvolle Vitamin B-Komplex unterstützt Nervensystem, Eiweiß- und Fettregulierung. Zudem stellt Vitamin K einen entscheidenden Blutgerinnungsfaktor dar. Lecithin im Hafer unterstützt und stabilisiert nachhaltig die Nerven- und Gehirnfunktion.

Hinweis:
Schonend gequollener bzw. gegarter Hafer, Gerste und Weizen sind ideale Lebensmittel für untergewichtige Menschen.

Vollwert-Reis

Wesentl. Inhaltsstoffe:
Vitamin A, B1, B2, B6, C, E, K, Niacin, Inosit, Pantothensäure, Linolsäure, Biotin, Folsäure, Natrium, Kalium, Magnesium, Mangan, Eisen, Phosphor, Jod, Zink, Selen, Kupfer, hochwertige Aminosäuren, Schleimstoffe. Anteil an Eiweiß 8 %, Kohlehydraten 78%, pflanzlichem Fett 1%.

Unterstützende Heilwirkung:
Vollwertiger Lang- und Rundkornreis ist eines der gesündesten Lebensmittel für Körper, Gehirn- und Nervensystem. Beide Sorten sind in schonend gequollenem Zustand sehr gut verträglich und ihre wertvollen Inhaltsstoffe können gut aufgeschlossen und resorbiert werden. Reis enthält gleitfähige Schleimstoffe, die auf Magen- und Darmwände wie ein Schutzfilm wirken. Dadurch wird die ständige Neuansiedlung der gesundheitsfördernden Mikroorganismen im Dünn- und Dickdarmbereich unterstützt. Da Reis gut verwertbare Eiweiß-

und Stärkearten beinhaltet, wird auch der Stoffwechsel und die Zellregeneration günstig beeinflußt. Diese Energieträger unterstützen zudem in Verbindung mit dem reichen Anteil an B-Vitaminen einschließlich des Inosits die Gehirn- und Nervenregeneration. Reis ist sehr kaliumreich, deshalb hat er auch eine entwässernde Wirkung. Er reinigt und entschlackt Darm, Nieren, Gefäße und Bindegewebe, entlastet das durch Ödeme überbeanspruchte Herz und kann den Blutdruck unterstützend senken. Reis ist glutenfrei und deshalb auch für Zöliakiekranke bestens geeignet. Vollwertreis ist derart wertvoll, daß man ihn nach Empfinden zwei- bis dreimal pro Woche mit etwas Gemüse oder zum Frühstück mit Apfel- oder Pflaumenkompott und etwas Zimt verzehren sollte.

Zubereitung:
Reis gründlich mit warmem Wasser spülen und während des Garens nicht umrühren. Langkornreis kann gelegentlich mit etwas Wildreis gemischt werden.

Hirse

Wesentl. Inhaltsstoffe:
Vit. A, B1, B2, B6, E, Pantothensäure, Niacin, Linolsäure, Leczithin, Kalium, Mangan, Calcium, Magnesium, Eisen, Kupfer, Zink, Phosphor, Fluor, Jod, Silizium, hochwertige Eiweißbausteine, Energieschwingungen durch die intensive Sonnenbestrahlung. Anteile an Eiweiß 11 %, Kohlehydraten 60%, pflanzlichem Fett 4%.

Unterstützende Heilwirkung:
Der Fluor-, Kieselsäure- und Mineralstoffgehalt der Hirse kräftigt Haut, Haare, Nägel, Stützgewebe, Venen, Knochen und Zähne. Der biologische Alterungsprozeß der Haut wird gebremst und sie bleibt somit länger jung elastisch und frisch. Hirse wirkt regenerierend auf Stoffwechsel, Blase, Niere und Verdauungssystem. Selbst bei schweren Dünndarm- und Enzymstörungen (z.B. Glutenunverträglichkeit) ist die goldgelbe Hirse ein empfehlenswertes, leicht verdauliches Getreide, wenn es schonend quellend zubereitet wird. Der Charakter dieser milden Getreideart zeigt sich in seiner Harmonie und Ausgeglichenheit, sowie in Wärme und guter Verträglichkeit. In ihr vereinen sich körperliche und geistige Eigenschaften. Die Aminosäurearten der Hirse fördern z.B. die Präzision von Gehirn und Sinnesorganen. Eine weitere positive organspezifische Auswirkung der Hirse ist das Auflösen von Stauungen und Blockaden durch besseres Fließen der Körpersäfte (Lymphe, Blut und Bindegewebsflüssigkeiten). Sie besitzt kein Klebereiweiß und ist deshalb bei Glutenunverträglichkeit (Zöliakie) sehr zu empfehlen.
Das Enzymsystem wird nicht überlastet, da diese Getreidepflanze sehr gut aufzuschließen ist. Hirse hat (ähnlich wie Vollwertreis) aufgrund ihrer besonderen Beschaffenheit die einzigartige Fähigkeit, Flüssigkeiten leicht aufzunehmen. Diese werden anschließend im Dünn- und Dickdarmbereich

wieder entladen. Dadurch kommt es zu einer Art sanfter Hydrotherapie in diesen Darmabschnitten. So unterstützt die Hirse nachhaltig den Reinigungsprozeß der Darmschleimhaut von angefallenen Schlacken und Fäulnisstoffen. Dies wiederum hat einen sehr positiven Einfluß auf das gesundheitsfördernde Mikroleben und eine gut funktionierende Bakterienflora sowie auf das lebenswichtige darmspezifische Lymph- und Immunsystem. Durch diese wertvollen Effekte stellt die richtig zubereitete Hirse einen gewissen Schutz gegen Autointoxikation (Selbstvergiftung) im Verdauungssystem dar. Die milde und leicht basisch wirkende Hirse (besonders zum Frühstück mit Karottensaft oder Sesammilch zubereitet) liefert somit einen unterstützenden Beitrag zur Aufrechterhaltung des biologischen Gleichgewichtes der Körpersäfte.

Zubereitung:
Speisehirse braucht man nicht zu schroten. Man reinigt sie mit warmem Wasser. Hirse während des Quellvorganges nicht umrühren. Wegen ihrer Verdauungsfreundlichkeit ist sie zu allen Hauptmahlzeiten - besonders aber als Frühstück - gut geeignet.

Buchweizen

Wesentl. Inhaltsstoffe:
Vitamin B1, B2, Pantothensäure, Niacin, Kalium, Calcium, Silizium, Rutin, Kobalt,Magnesium, Eisen, Kupfer, Nickel, Molybdän, Phosphor, Selen, Lecithin, hochwertige Aminosäuren, wie Lysin, Tryptophan, Cystin, Arginine, Thyreonine u.v.a.. Anteil an Eiweiß 10%, Kohlehydraten 71%, pflanzlichem Fett 1,7%.

Unterstützende Heilwirkung:
Buchweizen ist keine klassische Getreideart, sondern gehört vielmehr zur Gruppe der Knöterichgewächse. Diese getreideähnliche Pflanze enthält hochwertige, enzymfreundliche und qualitativ gut auswertbare Eiweißbausteine. Dies ist besonders bei Neigung zu Verdauungsstörungen ein großer Vorteil.
Die hochwertige Fettsäure Lecithin ist zusammen mit den B-Vitaminen, Lysin und Tryptophan eine gute Nerven- und Gehirnnahrung und fördert das Konzentrationsvermögen. Buchweizen enthält desweiteren das wertvolle gefäßregenerierende Rutin, das auch noch unter der Bezeichnung Vitamin P, (Permeabilitätsvitamin) bekannt ist. Es fördert tatsächlich die Elastizität der Blutgefäße und Zellwände. Die Kapillare und Venen werden gestärkt und die Durchblutung in den Körper- und Gehirngefäßen stabilisiert. In Ländern, in denen die Menschen viel Buchweizen oder die echten Kastanien verzehren, gibt es weniger Venenerkrankungen. Zudem verbessert Buchweizen die Hautfunktion, dient in Verbindung mit einer gesunden Lebensweise zum Erhalt der Haarfarbe und stimuliert die Produktion der Verdauungssäfte.

Zubereitung:
Buchweizen abwaschen und während des schonenden Garens nicht umrühren.

Hinweis:
Buchweizen vor dem Garen mit Wasser mehrmals gründlich spülen und nach dem Garprozeß den eventuell noch vorhandenen rotbraunen Schaum mit einem Löffel entnehmen.

Weizen

Wesentl. Inhaltsstoffe:
Vitamin A, B1, B2, B6, E, K, Pantothensäure, Niacin, Biotin, Folsäure, Inosit, Kalium, Magnesium, Calcium, Mangan, Phosphor, Eisen, Kobalt, Jod, Kupfer, Zink, Nickel, Chrom, Molybdän, Vanadium, Fluor, Selen, Silizium, hormonähnliche Stoffe. Anteil an Eiweiß 13%, Kohlehydraten 59%, pflanzlichem Fett 2 %.

Unterstützende Heilwirkung:
Vielseitige Aminosäurenquelle, hochwertiger Energielieferant. Fördert in Verbindung mit Vitamin E die Zellaktivität, Entgiftung und stärkt Herz und Muskelzellen. Der Vitamin B-Reichtum wirkt in Gehirn- und Nervensystem ausgleichend. Fördert durch sein Quellvermögen die Darmentleerung. Die vielseitigen Inhaltsstoffe des Weizens unterstützen die Leber in ihrer Entgiftungsfunktion.

Hinweis:
Dinkel ist ein Verwandter des Weizenkorns, wirkt etwas milder und enthält weniger Vitalstoffe.
Grünkern ist unreifer, gedörrter Dinkelspelz.
Bulgur ist geschroteter und bereits vorgekochter bzw. gegarter Hartweizen. Er ist reich an leicht resorbierbaren Kohlenhydraten, enthält Vitamine und Spurenelemente, ist sehr schmackhaft und gut verdaulich, mit Gemüse und feinen Gewürzen ein abwechslungsreiches und beliebtes Getreidegericht.

Quinoa/Amaranth

Wesentl. Inhaltsstoffe:
Vitamin A, B1, B2, B6, C, K, Pantothensäure, Niacin, Biotin, Folsäure, Inosit, Kalium, Magnesium, Calcium, Phosphor, Eisen, Zink, Molybdän, Selen, Silizium, Kobalt, Nickel, Vanadium, hochwertige essentielle Aminosäuren wie Lysin, Isoleucin, Methionin u.w., Linolsäure, Linolensäure. Anteil an Eiweiß 14-16%, Kohlehydraten 60-67%, pflanzlichem Fett 5-8%.

Unterstützende Heilwirkung:
Die Eiweißqualität liegt aufgrund des hohen Lysingehaltes bei beiden Getreidearten weit über den Werten anderer Getreidepflanzen. Dieses Eiweiß ist ernährungsphysiologisch von hoher biologischer Wertigkeit für den gesamten

Zellenstaat Körper. Es kann von den Verdauungsfermenten gut aufgeschlossen werden. Die Aminosäure Lysin findet man in reichlicher Menge sonst nur in Milch und Milchprodukten. Sie hat wichtige Aufgaben im Zell- und Gehirnstoffwechsel und ist an einer präziseren Leberfunktion beteiligt. Quinoa und Amaranth sind darüber hinaus glutenfrei und deshalb auch für Zöliakiekranke gut geeignet. Aufgrund des relativ hohen Eisen- und Magnesiumgehaltes sind Quinoa und Amaranth bei Ernährungsstörungen in Verbindung mit einer ausgeglichenen, gesunden Ernährungsweise eine wertvolle Hilfe. Die hervorragende Zinkqualität ist an wichtigen Stoffwechselprozessen beteiligt und unterstützt die Regeneration bei Störungen der Bauchspeicheldrüse (Achtung Kohlenhydratzufuhr beachten).

Zubereitung: Ungeschrotetes Getreide vor dem Garen gründlich mit Wasser durchspülen.

Allgemeine Zubereitung:
Alle Arten ca.1-2 Minuten kurz köcheln lassen und anschließend bei niedrigster Temperatur schonend ausquellen lassen. Weitere Hinweise siehe nachstehende Tabelle.

Art	Getreideteile	Wasserteile	ca.Quellzeit/ Min.
Vollwert-Reis	1	2-3	50
Gerste ganz	1	2	80
Gerste geschrotet	1	2-3	30
Hirse	1	3-4	25
Hafer ganz	1	2	60
Hafer geschrotet	1	3	25
Haferschleim	1	3-4	30
Quinoa / Amaranth	1	2	30/60
Buchweizen	1	4	30
Weizen ganz	1	2	80
Weizen geschrotet	1	2	30
Grünkern ganz	1	2	60
Dinkel geschrotet	1	2	25
Maisgrieß/Polenta	1	2	20

Tabelle: Symbiosefreundliche Getreidezubereitung

Vollwertiges Brot

Bei der Auswahl des Brotes sollte man wie bei der gesamten Ernährung auf gute Qualität achten. Diesen hohen Anspruch erfüllen nur solche Brote, bei deren Zubereitung die wertvolle Kleie des Korns mitverarbeitet wurde. Natürlich schmälert der Backprozeß den Wert der Inhaltsstoffe gegenüber dem des frischen Korns. Dennoch ist das biologische Vollwertbrot für den Menschen ein Vitalstofflieferant. Die Vitamine sind zum Teil noch erhalten, ebenso Mineralien und Spurenelemente. Die Vollkornbrote sollten nur aus ein bis zwei Getreidearten bestehen und fein- bis mittelgrob sein, da sie in dieser Form vom Organismus besser verdaut, aufgeschlossen und verwertet werden können. Zu grobes Vollkornbrot kann die Darmschleimhäute reizen. Sehr bekömmlich und empfehlenswert ist vor allem Knäcke- und das natriumarme Diätknäckebrot, da es aufgrund der sehr kurzen Backzeit nur einen geringen Verlust an Vitalstoffen aufweist. Es ist gut verträglich und leicht zu verdauen.

Brote sollten nur mit natürlichen Backtriebmitteln, also mit Hefe oder Sauerteig gebacken und ohne Konservierungs- und Haltbarkeitsstoffe, Kochsalz sowie andere störende Zusätze sein. Dies erhält das natürliche Aroma, entlastet den Stoffwechsel und unterstützt die Ansiedlung körperfreundlicher Mikroorganismen in diesem Getreideerzeugnis. Die Brotmahlzeit läßt sich qualitativ und geschmacklich wie folgt sehr aufwerten.

Zum Ausgleich des biologischen Gleichgewichts der Körpersäfte empfiehlt es sich, vollwertiges Brot mit Sauerrahmbutter und frischen Kräutern wie Petersilie, Schnittlauch, Basilikum, Luzernekeimlinge, Garten- oder Brunnenkresse sowie fein gehackten Zwiebeln oder gepreßtem Knoblauch zu verzehren. Diese Zubereitungsart unterstützt den Stoffwechsel und wirkt einer Übersäuerung der Körpersäfte entgegen.

Um das **maßvoll** verzehrte vollwertige Brot optimal und ohne Störungen im Darm zu verwerten, soll man es sehr gründlich kauen und einspeicheln. Nur dadurch kann das kohlenhydratwirksame Enzym Ptyalin bereits im Speichel seine volle Wirksamkeit entfalten und vor Verdauungsstörungen schützen.

Hinweis:
Brotaufstriche in Maßen verwenden. Sie sollten frei von künstlichen Konservierungsstoffen, Zucker, Bindemitteln und Aromastoffen sein.

Vom Gesundheitswert der L(+) Milchsäure und Pflanzenmilch

Bei der Milchsäure unterscheidet man zwischen linksdrehender D(-) und rechtsdrehender L(+) Milchsäure. Beide haben andere physiologische Auswirkungen im Organismus. Die Linksdrehende wird im Stoffwechsel ungünstig und nur teilweise verwertet. Die Sauermilch mit rechtsdrehender Milchsäure reift in einem speziellen Entstehungsprozeß durch spezifische Milchsäurebakterien heran. Diese wandeln in einem natürlichen Milchsäuregärungsverfahren den Milchzucker in rechtsdrehende L(+) Milchsäure um. Sauermilchprodukte, die unter niedrigen Temperaturen entstehen (wie z.B. Sanoghurt-, Bioghurt- und Biogardekulturen) brauchen zum Reifen zwar etwas länger, sind aber dafür qualitativ besser. Vor allem entsteht dadurch ein sehr hoher Anteil (ca. 90 %) an stoffwechselfreundlicher rechtsdrehender Milchsäure und zudem bleiben die wertvollen Inhaltsstoffe der Milch optimal erhalten.

L(+) Milchsäure ist eine organische Säure, die in der gesamten Natur (auch Pflanzenwelt) vorkommt und überwiegend ein Zwischenprodukt des Kohlenhydratstoffwechsels ist. Die physiologischen Aufgaben der L(+) Milchsäure sind im gesamten Zellenstaat Körper und Gehirn sehr vielseitig und lebenswichtig.

Wesentl. Inhaltsstoffe:

Vitamin A, B1, B2, B6, B12, C, D, E, K, Pantothensäure, Biotin, Niacin, Folsäure, Natrium, Kalium, Magnesium, Calcium, Mangan, Eisen, Kobalt, Kupfer, Zink, Phosphor, Fluor, Linolsäure, Linolensäure, Orotsäure, lebenswichtige essentielle Aminosäuren.

Unterstützende Heilwirkung:

L(+) Milchsäure ist überwiegend am Energiestoffwechsel sowie der Energiegewinnung und Umsetzung in den Leber-, Muskel- und Blutzellen beteiligt. Sie kann auch als Substanz zum Aufbau von Glucose und Fettsäuren eingesetzt werden. Für das Verdauungssystem stellt L(+)Milchsäure einen wesentlichen Schutz gegen krankheitsverursachende Bakterien und Viren dar. Zudem unterstützt sie das Wachstum der gesundheitsfördernden Symbionten. In der physiologischen Sauermilch findet sich ein ähnliches Säuremilieu wie in bestimmten Dünn- und Dickdarmabschnitten. Deshalb ist sie auch eine ideale Trägersubstanz für die spezifischen Acidophilus- und Bifidusbakterien, die sich der Mensch auch über qualitativ gute Sauermilchprodukte zuführen kann.

Rechtsdrehende Milchsäure ist bei Leber- und Pankreaserkrankungen, Kreislaufstörungen, erhöhten Harnsäurewerten und zur Stärkung des Immunsystems besonders empfehlenswert. Zudem verbessert sie die Zellatmung und hemmt das Wachstum von Tumoren. Orotsäure hat eine besondere Stellung im Zellstoffwechsel, fördert das Zellwachstum, verbessert die Funktion der Leber und schützt sie vor Schädigung durch Giftstoffe. Sie unterstützt den körperinternen Eiweißaufbau und baut stoffwechselstörende Fettsubstanzen im Blut und an den Gefäßinnenwänden ab. Orot- und Glutaminsäure verbessern Konzentrations-, Lern- und Erinnerungsvermögen, weil sie den Nukleinsäurestoffwechsel im Gehirn steigern. Eiweißarten aus Sauermilchprodukten mit einem hohen Anteil L(+) Milchsäure und den wertvollen Bifidus- und Acidophilusbakterien bieten den Körper- und Gehirnzellen besonders ideale und vielseitige Eiweißmuster.

Den Gesundheitswert kann man noch erhöhen, wenn man diesen Produkten einen halben Teelöffel Eugalan forte, Eugalan BAP oder den Inhalt einer Kapsel Omniflora-N zufügt. Sauermilch sollte man nach persönlichem Empfinden in **Maßen** verzehren. Qualitativ gut verträgliche Sauermilcherzeugnisse mit wertvoller stoffwechselfreundlicher L(+)Milchsäure sind Produkte mit: Sanoghurt-, Bioghurt- und Biogardekulturen sowie Dickmilch, Buttermilch, Schwedenmilch, Kurmolke, Kefir, Quark, Topfen, Sauerrahmbutter.

Hinweis:
Rohe Milch ist durch das körpereigene Enzymsystem, vor allem durch einen Mangel an Lactase, schwerer auswertbar als z.B. die bereits vorverdaute und stoffwechselfreundliche Sauermilch mit L(+) Milchsäure. Sie kann deshalb nicht zum häufigen Verzehr empfohlen werden, insbesondere nicht bei Neigung zu Verdauungsstörungen. Unverträglichkeitserscheinungen von Milchprodukten sind immer ein deutlicher Hinweis darauf, daß das lebenswichtige Verdauungs- und Enzymsystem mit Geduld regeneriert werden muß. Deshalb beachte man die entscheidenden Hinweise in diesem Buch sowie die Anweisungen des ganzheitlich orientierten Arztes oder Heilpraktikers. Bei Allergie gegen Kuhmilcherzeugnisse verwende man Produkte aus Schafs- und Ziegenmilch und bevorzuge verdauungsfreundlich zubereitete andere wertvolle Eiweißquellen wie z.B. Reis, Hirse, Gerste, Weizen, Kartoffeln, weiße Bohnen, Kichererbsen und frische grüne Schnittbohnen.

Vorsicht:
Die unphysiologische D(-) Milchsäure verlangsamt den Stoffwechsel und kann bei schon bestehenden Leber-, Pankreas- und Kreislauferkrankungen zu weiteren Komplikationen führen. Bei ständiger Zufuhr von D(-) Milchsäure kann es zu verstärkten Gefäß- und Harnsäureablagerungen kommen.

Käse nur in Maßen

Naturkäse aus wertvoller biologischer Milch ist in kleinsten Mengen ein guter Eiweiß-, Vitamin- und Mineralstofflieferant. Bestimmte Blauschimmelkäse liefern zudem bestimmte Penicilliumarten wie z.b. Penicillium roqueforti in Roquefort- oder Gorgonzolakäse oder Penicillium camemberti im Bavaria blue. Diese Penicilliumarten können negative Viren und Bakterien im Darmbereich eliminieren. Käse dient in erster Linie dazu, das stoffwechselfreundliche Pflanzeneiweiß aufzuwerten, und ist ein Träger körperfreundlicher Mikroorganismen. Jede Käseart beinhaltet die ihr zugeordneten spezifischen Bakterienarten, je nach Milch-, Luft-, Klima- und Futterqualität des jeweiligen Landschaftsgebietes. Deshalb empfiehlt es sich auch, abwechselnd verschiedene gute Käsearten wie z.b. Gorgonzola, echten Camembert, Bavaria blue, Edamer, Emmenthaler, Tilsiter, Schweizer Käse, Parmesankäse u.a. gute Qualitäten nach persönlichem Geschmack und in kleinen Mengen zu verzehren. Bei Unverträglichkeitserscheinungen beachte man obige Hinweise.

Pflanzenmilch ist sehr wertvoll und gut verträglich

Pflanzliche Milcharten sind eine echte und kostbare Alternative zur Vorzugsmilch und werden entweder aus frischen ungeschälten Sesamsamen, Mandeln oder Haselnüssen hergestellt. Diese sind sehr hochwertige Lebens- und unterstützende Heilmittel und eine erstklassige, vitalstoffreiche Ergänzung eines gesundheitsbewußten Speiseplans.

Wesentl. Inhaltsstoffe:
Mandeln und Haselnüsse:
Vitamin A, B1, B2, B6, B17 (nur Mandeln), E, Pantothensäure, Niacin, Folsäure, Biotin, Kalium, Natrium, Magnesium, Calcium, Mangan, Eisen, Kobalt, Kupfer, Zink, Nickel, Chrom, Phosphor, Fluor, Selen, hochwertige Aminosäuren, hoher Anteil ungesättigter Fettsäuren, Linolsäure, Lecithin, hormonähnliche Substanzen (nur Mandeln).
Sesamsamen:
Vitamin A, B1, B2, Folsäure, Biotin, besonders reich an Magnesium, Kalium, Calcium, Selen, Silizium, Eisen, Phosphor, hochwertigen Aminosäuren, Linolsäure, Lecithin und weiteren ungesättigten Fettsäuren.

Unterstützende Heilwirkung:
Die hochwertigen Vitamine (vor allem B- und E-Komplex), Eiweißbausteine, ungesättigten Fettsäuren sowie Mineralien und Spurenelemente fördern die Regeneration der Körper-, Gehirn- und Nervenzellen. Hochwertiges Lecithin

ist zudem eine sehr gute Nervennahrung und deshalb für Schulkinder und Erwachsene sehr empfehlenswert, denn es fördert das Konzentrationsvermögen und erhellt den Geist.

Die oben genannten Schalenfrüchte schenken dem Verzehrer Lebensenergie, Kraft und Schwung und sind durch ihre biologisch hochwertigen Mineralien und Spurenelemente auch für Sehnen, Bänder und Gelenke eine Hilfe. Sie fördern die Blutbildung und sind bei Eisenmangel (besonders Sesammilch) eine gute Unterstützung vor allem in Verbindung mit einer gesundheitsbewußten Ernährung. Die hormonähnlichen Substanzen in Mandeln wirken auf das Drüsensystem ausgleichend. Außerdem sind die Mandeln eines der wenigen Lebens- und Heilmittel, die B17 (Amygdalin) enthalten, das ihnen den leicht bitteren Geschmack verleiht. B17 kann Schlacken aus den Körper- und Gehirnzellen herauslösen und ist besonders bei schweren bzw. degenerativen Zellschäden (wie z.B. Krebs) eine unterstützende Hilfe. Die Bausteine von B17 findet man noch in geringsten Spuren in der Hirse, in Getreidekörnern sowie in getrockneten und gemahlenen Aprikosenkernen. Das Enzym, das B17 im Körper aufspalten kann, heißt Glykosidase.

Hinweis:
Es sollten nur Nüsse und Mandeln aus neuer Ernte verwendet werden. Sie können relativ schnell ranzig werden (außer Sesamsamen), deshalb bewahrt man sie am besten an dunklen und kühlen Plätzen auf. Ganze und ungeschälte Schalenfrüchte bleiben länger genießbar, deshalb empfiehlt es sich, keine fertig geriebenen Nüsse oder Mandeln zu kaufen. Frisch gerieben sind sie zudem eine wertvolle Ergänzung zu gedünsteten Gemüsemahlzeiten.
Ferner werden durch Erhitzen die Inhaltsstoffe von Nüssen und Mandeln, vor allem die ungesättigten Fettsäuren geschädigt, und dies stört das biologische Gleichgewicht im Verdauungssystem, die Ansiedlung der gesundheitsfördernden Mikroorganismen sowie den Zellstoffwechsel.

Zubereitung einer Mandel-, Nuß- oder Sesammilch:
Pro Person rechnet man ca. 10 Nüsse bzw. frische ungeschälte Mandeln oder 1-2 Eßlöffel Sesamsamen. Die Mandeln weicht man bis ca. 30 Minuten in warmem Wasser ein und enthäutet sie. Nun gibt man je nach Wunsch entweder die Nüsse oder die frisch geschälten Mandeln bzw. die Sesamsamen in einen leistungsstarken Mixer und mixt bzw. malt diese ganz fein. Anschließend fügt man zimmertemperiertes Heilwasser ohne bzw. mit wenig Kohlensäure, sowie einen Eßlöffel Akazien- oder Tupelohonig hinzu, mixt das Ganze nochmals ein bis zwei Minuten intensiv durch und seiht anschließend die milchige Flüssigkeit mit einem feinen Sieb ab.

Welche Nahrungsmittel fördern Krankheit, Übergewicht und den vorzeitigen Alterungsprozeß?

Der Mensch hat von Gott einen freien Willen erhalten. Er kann daher selbst entscheiden, welchen Lebensweg er geht. Doch muß er auch die Ursachen und Folgen auf sich nehmen, die durch sein persönliches Verhalten im positiven oder negativen Sinne entstehen. Dies ist das Gesetz der Gerechtigkeit, das auf allen Ebenen des irdischen Lebens wirkt.

Besonders auf dem wichtigen Gebiet der täglichen Ernährung kann man dieses Geschehen deutlich erkennen. So gibt es Lebensmittel, welche die Gesundheit, das Idealgewicht und das biologische Gleichgewicht der Körperflüssigkeiten im Organismus erhalten und fördern, aber auch Nahrungsmittel, die langfristig Krankheiten, Übergewicht und Leiden mitverursachen. Auch hier trägt der Mensch durch seine eigenen Entscheidungen die alleinige Verantwortung. Viele Nahrungs- und Genußmittel sind daher aus ernährungsphysiologischen Gründen nicht zu empfehlen, denn sie stören nachhaltig den gesamten Stoffwechsel und die so entscheidenden lebenswichtigen biochemischen Funktionsabläufe in den Körper- und Gehirnzellen.

Eine wertvolle, fortschrittliche und symbiosefreundliche Ernährungsweise sollte daher aus Achtung vor dem Schöpfungswerk Körper und Gehirn alle möglichen Selbstvergiftungsprozesse ausschalten. Sie meidet deshalb aus Einsicht und Eigenverantwortung folgende Nahrungs- und Genußmittel mit negativen Energiearten, denn diese sind typische Vertreter einer stoffwechselstörenden und degenerierenden Kostform:

- Starke alkoholische Getränke, Rauchen, Kaffee und schwarzer Tee
- Zucker und synthetische Zuckeraustauschstoffe, wie z.B. Süßstoffe
- Weißmehlerzeugnisse (nur in kleinen Mengen gelegentlich zu verwenden)
- frische Brot- und Backwaren übersäuern, zerstören die Bakterienflora und verkleben die Darmzotten
- Kochsalz (Zellgift)
- Künstliche Konservierungsstoffe, Farb- und Aromastoffe, künstliche Bindemittel, wie z.B. in Süßigkeiten, Bonbons, Schokolade, Industriespeiseeis, verschiedenen Getränken wie Limonaden, Backwaren usw.
- Eiweißquellen vom getöteten Tier (enthalten Leichengifte) in Form von Fleisch und Wurstwaren mit ihren krankheitsfördernden Folgen auf Darm,

Blut, Zellen, Gefäße, Gehirn, Immunsystem und dem gesamten Stoffwechsel. Sehr empfehlenswert sind hingegen stoffwechselfreundliche pflanzliche Eiweiße und zur Aufwertung desselben vom lebenden Tier, in Maßen wertvolle Milch- und Sauermilchprodukte.

⊖ Eier, durch deren Genuß im Darm zusätzliche gefährliche Fäulnis- und Leichengifte wie Indol, Skatol und Putrescin entstehen, die ebenfalls zu erheblichen Funktionsstörungen in Darm, Gehirn und Zellsystem führen.

⊖ Erhitzte, tierische und pflanzliche sowie ranzige Fette, z.B. gebratenes tierisches Fett, erhitzte Öle usw., die im Darm den Nährboden für die gesundheitsfördernden Mikroorganismen stören.

Ähnliche Auswirkungen haben:

⊖ Stoffwechselschädliche Medikamente; diese sind nur bei zwingender Indikation zu empfehlen

⊖ Tägl. spätes zu Bettgehen (stört Gehirn-, Nerven-, Zell- und Hormonregeneration)

⊖ Negative seelische Verhaltensweisen im Privat- und Berufsleben, die ebenfalls sehr stoffwechselstörend und degenerierend wirken

Die Gesundheits- und Ernährungsforschung der Zukunft bringt dem Menschen völlig neue Maßstäbe im Bereich der ganzheitlichen Heil- und Regenerationsmöglichkeiten. Zum bisher schon bekannten Säure-Basengleichgewicht in den Körperflüssigkeiten kommt nun die neue Dimension der magnetischen Schwingungen, denn dadurch laufen alle Funktionsprozesse im Organismus noch präziser ab. Ein wesentlicher Grundsatz ist deshalb die "Reinheit in den Zell- und Körperflüssigkeiten". Erst wenn diese von degenerativen Veränderungen befreit sind, ist eine optimale körperliche und geistige Gesundheit bzw. eine Wiederherstellung dieses Zustandes möglich. Alle Funktions-, Steuer- und Schaltprozesse in den Körper- und Gehirnzellen werden nicht nur biochemisch und nerval, sondern auch durch sogenannte magnetische Schwingungen präzise gesteuert. Jede der ca. 90 Billionen Zellen, jedes Organ bzw. Organsystem zeigt spezielle Schwingungsmuster. Je präziser die dem Zellenkomplex Körper zugeführte tägliche Ernährung den Naturgesetzen entspricht und je besser das seelische Verhalten ist, desto perfekter verlaufen auch die magnetischen Schwingungsmuster in den intra- und extrazellulären Körperflüssigkeiten. In diesem Zustand können Billionen von Funktions- und Steuerprozessen in jeder Sekunde des Daseins naturgesetzlich präzise im hochkomplizierten Organismus ablaufen.

Wenn jedoch dem Zellenstaat durch denaturierte Nahrungs- und Genußmittel, wie eingangs beschrieben, überwiegend negative Energiearten zugeführt werden, so kommt es in Verbindung mit belastenden seelischen Verhaltensweisen zu sicheren Funktions- und Fehlsteuerungen in den Körper- und Gehirnzellen, weil das hochempfindliche magnetische Schwingungs- und Übertragungsfeld gestört ist. Der Organismus befindet sich nun nicht mehr im harmonisch-biologischen Gleichgewicht, so daß Krankheit, Leid und Degeneration in der Folge Tür und Tor geöffnet sind.

Für den Einzelnen wird es in dieser oft undurchsichtigen Situation von Tag zu Tag schwerer, die entstandenen Fehlsteuerungen der Zellsysteme auszugleichen. Er gerät meist völlig unbemerkt in einen Teufelskreis, von dem er sich nur mit viel Mühe und Selbstdisziplin im Bereich der Ernährung und des persönlichen seelischen Verhaltens wieder befreien kann. So kommt es auf Dauer unausweichlich zu Funktionsstörungen bzw. Schäden an Magen, Darm, Leber, Niere, Gehirn, Nerven- und Hormonsystem, Blutgefäßen, Gelenken und dem so lebenswichtigen Entgiftungssystem des Körpers. Desweiteren erfährt das natürliche Gleichgewicht der physiologischen Darmflora eine starke Beeinträchtigung, da den positiv wirkenden Mikroorganismen ebenfalls der gesunde Nährboden Schritt für Schritt entzogen wird. Dadurch wird die körperinterne biochemische Vitamin B12- und K-Synthese im Dickdarm gestört bzw. erschwert. Die denaturierte Nahrung und eine tierische Eiweißmast führen zu Fäulnis- und Zersetzungsprozessen im Darm sowie auf Dauer zum Verkleben der roten Blutkörperchen (durch Dunkelfeldmikroskop deutlich nachweisbar). Dies stört die Viskosität des Blutes, fördert die Thrombosebildung sowie Durchblutungsstörungen in den kleinen Haargefäßen.

Langfristig wird die Sauerstoff- und Energieversorgung der Zellen nur mangelhaft gewährleistet. Ferner unterstützt dieser Vorgang die Ablagerungs- und Skleroseprozesse im Gehirn-, Gelenk- und Gefäßsystem. Die Einlagerung von Stoffwechselgiften macht sich äußerlich oft bemerkbar an Cellulitis und braunen Hautflecken (Lipofuszine). Auch das Immunsystem wird durch die Überbelastung mit unphysiologischen Nahrungs- und Genußmitteln immer mehr geschwächt und kann deshalb auf die Dauer seine Aufgabe als Zellschutz nicht mehr optimal erfüllen. Denn so wie eine wertvolle, symbiosefreundliche Ernährung regenerieren und heilen kann, so degenerieren denaturierte Nahrungs- und Genußmittel den Organismus. Diese Gesetzmäßigkeit vollzieht sich nach den persönlichen Ernährungsentscheidungen des Menschen, gemäß dem Naturprinzip von Ursache und Wirkung.

"Krankheiten befallen uns nicht aus heiterem Himmel, sondern entwickeln sich langsam aus täglichen kleinen Sünden gegen die Natur. Erst wenn diese sich gehäuft haben, brechen sie scheinbar auf einmal hervor."

Hippokrates

Gesundheitsfördernde Lebensmittel mit positiven Energiearten

Bei den folgenden stoffwechselfreundlichen Lebens- und unterstützenden Heilmitteln wurde bewußt auf eine zahlenmäßige Angabe der Säure- bzw. Basenwerte verzichtet. Es gibt im lebenden Organismus keine starren Abgrenzungen, alles ist individuell und fließend. Jeder Stoffwechsel funktioniert aufgrund der unterschiedlichen Ernährungs-, Trink-, Denk- und Lebensgewohnheiten, sowie der persönlichen Konstitution des einzelnen Menschen anders. Selbst gleiche Lebensmittelarten können in ihrer mineralischen Zusammensetzung aufgrund von Bodenqualität, Klima und Gegend verschieden sein.

Um in den Körperflüssigkeiten ein optimales biochemisches und elektromagnetisches Funktionsgleichgewicht zu erhalten, ist es wesentlich, daß man dem Organismus im Rahmen der Gesamttageskost nur gesundheitsfördernde Lebensmittel mit positiven Energiearten nach innerem Empfinden zuführt. Diese sollten individuell ca. 20-30 % stoffwechselfreundliche Säureanteile und ca. 70-80% wertvolle Basenanteile enthalten.

nach persönlichem Empfinden von der Gesamttageskost

ca. 70-80 % Basenanteile aus gesunden Lebensmitteln mit pos. Energiearten

ca. 20-30 % Säureanteil aus gesunden Lebensmitteln mit pos. Energiearten

Nachfolgende Ernährungs- und Heilkostübersicht dient in erster Linie als eine Entscheidungshilfe, die eine individuelle gesundheitsfördernde Auswahl der täglich zugeführten Lebensmittelgruppen im Hinblick auf ein Gleichgewicht der Körpersäfte erleichtern soll.

Gesunde Lebensmittel -
überwiegend Basenanteile:

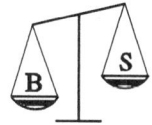

Wurzelgemüse, fast alle Gemüsearten roh bzw. sehr schonend gedünstet, grünes Blattgemüse, Rohkostteller, milchsaures Gemüse, weiße Bohnen, frische grüne Schnittbohnen, natürliche Gewürze und Kräuter, Wildkräuter, Gemüsesuppe, Gemüseplatte, Gemüsebrühe, Getreidesuppe mit Gemüse, Keimlinge aus Luzerne, Gemüsesäfte, milchsaure Gemüsesäfte, grüne Kräutergetränke, Heil- und Quellwasser ohne Kohlensäure, Kräutertee, reifes Obst, Obstsalat, gedünstetes Obst (ohne Zucker), Trockenobst in kleinen Mengen.

Hinweis:
Spinat, Mangold, Spargel, Rosenkohl und Tomaten wirken letztlich im Stoffwechsel basisch, sind jedoch oxalsäurehaltig. Bei Veranlagung zu schweren Rheuma-, Leber- und Nierenerkrankungen, vor allem zu Nierensteinen sollten deshalb diese ansonsten wertvollen Lebensmittel mäßig verzehrt werden.
Säuerliches Obst wird im Organismus letztendlich basisch verstoffwechselt. Jedoch vertragen Allergiker und Menschen, deren Verdauungssystem aufgrund einer jahrelangen stoffwechselstörenden Ernährungs-, Trink- und Lebensweise geschwächt bzw. degeneriert worden ist, saure Obst- und Fruchtsäuren nicht immer gut. Aus diesem Grunde sollten solche Personen bis zur Behebung der wahren Ursache diese ansonsten gesunden Früchte nach individuellem Verlangen mäßig verzehren.

Gesunde Lebensmittel-
ca. im Säure-Basen-Gleichgewicht:

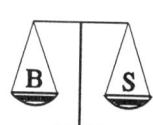

Milchprodukte mit L(+) Milchsäure wie Sauermilch, Dickmilch, Buttermilch, Molke, Kefir, Schwedenmilch, Joghurt und Sauerrahmbutter mit Biogarde-, Bioghurt- oder Sanoghurtkulturen, Weizenkeimlinge, frische grüne Erbsen, frische Nüsse, Mandeln und Kürbiskerne, Hirse, Dinkel, gequollenes Getreide mit Gemüse, gekeimte Mungobohnen, Knäckebrot, natürliche Süßmittel, Pflanzenöle wie z.B. natives Olivenöl extra, Pflanzenmilch, Knoblauch, Zwiebel, Meerrettich, Artischocken.

Gesunde Lebenmittel -
überwiegend sanfte Säureanteile:

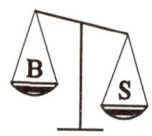

Gerste, Hafer, Weizen, Buchweizen, Quinoa, Amaranth, feines- bis mittel-
grobes abgelagertes Vollkornbrot, Vollwertreis, Maisgrieß (Polenta);
Käse - vor allem Hartkäse, Quark, Topfen, getrocknete Hülsenfrüchte wie
Linsen, Bohnen und Erbsen, Kichererbsen, Keimlinge aus Linsen.

Seelisches Verhalten:

Ein gutes seelisches Verhalten wirkt über Gehirn,
Nerven- und Drüsensystem stoffwechsel- und
verdauungsfördernd.

Ein negatives seelisches Verhalten wirkt hingegen
verdauungs- und stoffwechselstörend.

Die neue Heil-, Ernährungs- und Lebenskunde der Zukunft wird neben einer
wertvollen, symbiosefördernden Ernährung das seelische Verhalten des Menschen mehr und mehr zum zentralen Thema machen müssen, wenn sie einen
echten Therapieerfolg zum Wohle des einzelnen Individuums erzielen möchte.

"Eure Lebensmittel sollen eure Heilmittel und eure Heilmittel eure
Lebensmittel sein."
                                        Hippokrates

Besondere Wirkstoffspender und Nahrungsergänzungen

Die im Folgenden aufgeführten wertvollen natürlichen Ergänzungen stellen wesentliche Faktoren zur qualitativen Aufwertung und Bereicherung der täglichen stoffwechsel- und symbiosefreundlichen Ernährung dar. Diese Wirkstoffspender und Nahrungsergänzungen gewährleisten z.B. bei Mangelerscheinungen sowie in Zeiten höherer geistiger und körperlicher Anforderungen eine optimale Vitalstoffzufuhr. Es ist allerdings ratsam, diese Ergänzungen zur täglichen Ernährung selbstverantwortlich nach persönlichem Ermessen und in Harmonie mit anderen schon zugeführten wertvollen Lebensmitteln abzustimmen. Denn der Zellenstaat Körper sollte andererseits auch nicht mit einem Übermaß an Biokatalysatoren und Vitalstoffen versorgt werden, da schon kleine Mengen oftmals eine große Wirkung haben.

Pflanzliche Mineralstoffe sind lebensnotwendig

Spuren von Vital- und Aufbaustoffen entscheiden oftmals über unsere Gesundheit, denn sie sind an wesentlichen Regenerationsvorgängen sowie biochemischen Funktions- und Steuerprozessen im Zellstoffwechsel beteiligt. Damit der menschliche Organismus nun Mineralien, Spurenelemente und Intelligenzmetalle (z.B. Molybdän, Selen, Vanadium) optimal resorbieren und verwerten kann, müssen diese gewissermaßen für ihn aufbereitet werden. Dies geschieht dadurch, daß die Pflanzen durch naturgesetzliche Einflüsse und mit Hilfe ihres internen Stoffwechsels bzw. der Sonnenenergie die Mineralsalze aus dem Boden aufnehmen und an Pflanzeneiweiß binden (sogenannte Chelatbindung). Erst durch diese spezielle Umwandlungsform sind die genannten Vitalstoffe für den menschlichen Organismus optimal und ohne Ballast verwertbar. Somit wird die Pflanze zum Tor für Gesundheit, Vitalität und Wohlergehen. MINAKTIV, ein völlig natürliches Mineralstoffgemisch aus gemahlenen Tropenpflanzen, erfüllt diese idealen Bedingungen.

Wesentl. Inhaltsstoffe:
Calcium, Kalium, Magnesium, Phosphor, Eisen, Zink, Schwefel, Mangan, Kupfer, Molybdän, Kobalt und hochwertiges Pflanzeneiweiß.

Unterstützende Heilwirkung:
MINAKTIV dient zum Aufbau und Erhalt der Körpersubstanz. Er ist Baustein für Knochen, Zähne, Haut, Haare und Nägel. Unterstützt und regelt Zell- und Stoffwechselfunktionen auf biochemischem Weg, beeinflußt die Steuerung

der Nervenfunktionen, des Herzmuskels und des Kohlenhydratstoffwechsels. Die natürlichen Mineralstoffe und Spurenelemente aus MINAKTIV sind Cofaktor vieler Enzyme, wichtig für Wachstum und Entwicklung und an der Bildung des roten Blutfarbstoffes sowie am Energiestoffwechsel beteiligt. Sie fördern die physiologische Schilddrüsenfunktion (durch Molybdän und Kobalt), tragen zur Vitamin B12-Synthese im Dickdarm (durch Kobalt) bei und unterstützen das physiologische Gleichgewicht der Körperflüssigkeiten.

Anwendung:
Die Einnahme ist individuell verschieden, in der Regel reicht ein Teelöffel MINAKTIV zum Frühstücksmüsli aus. Bei höherem Bedarf sowie verschiedenen Erkrankungen der Gelenke, ernährungsbedingtem Mineralstoffmangel, Übersäuerung usw. können täglich ca. 3 Teel. genommen werden. Siehe hierzu spezielle Dosierungshinweise.

Die besondere Heilkraft der Kürbiskerne

Die spezifischen Heilkräfte entstehen aus einer weichkernigen Kürbiskern-Sonderkultur (Reformhaus), die sich durch eine besondere Konzentration an wirksamen Heil- und Regenerationsstoffen (Phytosterole) auszeichnet.

Wesentl. Inhaltsstoffe:
Vitamin A, B1, B2, B6, C, E, Niacin, Biotin, Folsäure, Pantothensäure, Eisen, Kupfer, Mangan, Selen, Zink, Silizium, Molybdän, ätherische Öle, einfach- und mehrfach ungesättigte Fettsäuren, Linolsäure, Lecithin, essentielle Aminosäuren, Phytosterole wie Delta 5 und 7 Sterole, Citrullin, Curcurbitacine, Sterolglucoside

Unterstützende Heilwirkung:
Die Heil- und Regenerationswirkung ist auf die Gesamtkomposition wesentlicher Inhaltsstoffe zurückzuführen. Einen wesentlichen Anteil haben hierbei die Delta 7-Phytosterole, die nur in der oben erwähnten Sonderkultur der speziellen weichschaligen Arznei-Kürbiskerne enthalten sind. Diese spezifische Kürbiskernzüchtung hat auf das Gewebe der Prostata einen regenerierenden Einfluß und ist deshalb bei alters- und hormonbedingten Prostatabeschwerden (Prostatahypertrophie) eine wertvolle Hilfe. Die Vitalstoffe Zink, Magnesium, Vitamin E, Linolsäure, Lecithin und Prostaglandine E beeinflussen zudem die heilende Wirkung dieser besonderen Phytosterole. Ferner helfen die Inhaltsstoffe in ihrer Gesamtheit bei Funktionsstörungen der Blase infolge von Reizzuständen und Beschwerden beim Wasserlassen (Miktionsbeschwerden). Die Regenerationsstoffe aus den Kürbiskernen wirken auf die Blasenmuskulatur tonisierend, krampflösend, entzündungshemmend und etwas harntreibend. Sie fördern allgemein die ausgleichende Produktion der Keimdrüsen und sind auch im Klimakterium neben einer stoffwechsel- und symbiosefreundlichen Ernäh-

rung eine Hilfe. Ferner zeigen die Vitalstoffe und Biokatalysatoren einen positiven Einfluß auf die lebenswichtige Eiweißsynthese sowie auf Gehirn-, Nerven- und übriges Hormonsystem. Vitamin E und Selen sind Zellschutzfaktoren, die diese vor Giften und oxydierenden Schadstoffen abschirmen. Zudem werden in der Volksheilkunde getrocknete Kürbiskerne bei Zinkmangelerscheinungen wie z.b. mangelhafte Insulin-Synthese oder als Enzymaktivator eingesetzt.

Anwendung:
Damit der Organismus die wertvollen Inhaltsstoffe der speziellen Arznei-Kürbiskerne optimal verwerten kann, sollten diese in einer Mühle fein gemahlen oder gründlich gekaut werden. Bei Reizzuständen der Blase, Blasenschwäche oder Prostatabeschwerden sollte ca. zwei- bis dreimal täglich ein knapper Eßlöffel über einen längeren Zeitraum genommen werden. Zur Vorbeugung sowie zum Erreichen eines sehr guten Gesundheitszustandes genügt einmal täglich ein knapper Eßlöffel.

Hinweis:
Die vitalstoffreichen Kürbiskerne kann man für eine Woche vormahlen und in einem Glas oder Behälter aufbewahren. Sie passen auch als gesundheitsfördernde Beigabe zum Überstreuen von gedünsteten Gemüsemahlzeiten. Sehr empfehlenswert ist die Herstellung einer Pflanzenmilch aus Kürbiskernen (vgl. hierzu S. 111f).

Leinsamenschleim - Balsam für Magen und Darm

Schon die Ganzheitsärzte wie Hippokrates, Plinius und Paracelsus berichteten vom Leinsamen als Heilmittel. Zu medizinischen Zwecken wird heute Leinsamenschleim aus einer speziellen Sonderzüchtung gewonnen. Sie garantiert eine schonende und schnelle Freisetzung der heilenden Flüssigkeit. Dieser spezielle Leinsamenschleim ist ein wohltuender Balsam für die Magen- und Darmmucosa.

Wesentl. Inhaltsstoffe:
Vitamin E, Calcium, Magnesium, Eisen, Kupfer, Phosphor, weitere Spurenelemente, Aminosäuren, ungesättigte Fettsäuren wie Linol- und Linolensäure, Lecithin, heilende Schleimstoffe, Glukoside, Glucose, Galaktose u.w.

Unterstützende Heilwirkung:
Der Schleim ist ein sanftes und natürliches Heilmittel und unterstützt im Magen-, Dünn- und Dickdarmbereich die harmonischen Funktions- und Steuerprozesse. Er beinhaltet Substanzen, die zum Aufbau und Erhalt der natürlichen Schleimhaut im Verdauungsbereich dienen. Man kann Leinsamenschleim

bei jeder Art von Magenerkrankungen wie z.B. akuter und chronischer Gastritis mit einhergehendem Reizmagen, Entzündungen, Druckgefühl, Sodbrennen, Schmerzen und Krämpfen nehmen, denn er ist eine Art ergänzender und heilender Schutzfilm für die Magenschleimhaut. Ferner schützt er diese Schleimhäute (Mucosa) vor stoffwechselstörenden Giften und Schlacken und fördert sogar deren Ausscheidung. Magen- und Leinsamenschleim zeigen aufgrund von Untersuchungen in Qualität und Zusammensetzung eine gewisse Ähnlichkeit. Die Schleimstoffe verbessern zudem die Gleitfähigkeit des Darminhaltes und sind eine sanfte Hilfe bei Neigung zu Obstipation.

Ein ganz besonderer Vorteil des speziellen Linusit-Leinsamenschleimes ist, daß er durch seine schleimhautregenerierenden Eigenschaften das lebenswichtige Mikroleben im Magen- und Darmbereich äußerst günstig beeinflußt. Dadurch können sich die gesundheitsfördernden Symbionten im Dünn- und Dickdarmbereich wieder präziser ansiedeln. Er ist deshalb eine wesentliche Hilfe bei der Sanierung der physiologischen Darmflora.

Anwendung:
Ein bis zwei Eßlöffel Leinsamen-Sonderzucht in einem halben Liter Wasser kurz aufkochen lassen, 10-15 Minuten ziehen lassen und anschließend die Samen mit einem Sieb entfernen (auch als Aufgußbeutel erhältlich). Bei akuten und entzündlichen Beschwerden den lauwarmen Schleim individuell zwei- bis dreimal täglich längere Zeit vor den Mahlzeiten trinken. Prophylaktisch und zum Erreichen eines sehr guten Gesundheitszustandes im Magen-Darmbereich sowie zur verbesserten Ansiedlung körperfreundlicher Mikroorganismen nach Empfinden täglich bis zweitägig eine Tasse morgens nüchtern rechtzeitig vor dem Frühstück. Mit den goldgelben Linusit-Leinsamenkörnern wurden gute Erfahrungen gemacht.

Hinweis:
Leinsamenschleim sollte nicht zähflüssig zubereitet werden, denn er ist in dieser Form unflexibel und zeigt einen geringeren Schutz- und Regenerationseffekt. Nur der flüssige Schleim (Leinsamentee) garantiert eine heilende und regenerierende Wirkung auf die Magen- und Darmschleimhaut.

Breuss - Gemüsesaft fördert die Regeneration der Körper- und Gehirnzellen

Das Gemüse aus biologischem Anbau ist ein Vitalstoffspender ersten Ranges und äußerst präzise auf den hochkomplizierten Zellstoffwechsel des menschlichen Körpers abgestimmt. Die frisch hergestellten Säfte aus diesen heilungsfördernden Gemüsearten sind für Körper- und Gehirnzellen ernährungsphysiologisch sehr wertvoll. Da die Säfte bereits von der Zellulose befreit sind, gelangen sie über das Verdauungssystem sehr rasch in die Blutbahn und zu den einzelnen Bestimmungszellen im Organismus. Somit kann sich die heilungs- und regenerationsfördernde Wirkung im gesamten Zellenstaat relativ schnell verbreiten. Der Biotta-Gemüsesaft nach R. Breuss enthält die besonders ideale Kombination von fünf erstklassig abgestimmten Heilgemüsearten, nämlich Karotten, Kartoffeln, Sellerie, Rote Bete und Rettich. Zudem ist er mit stoffwechselfreundlicher lactofermentierter Molke aufgewertet und enthält die ernährungsphysiologisch bedeutende L(+) Milchsäure, die zudem vorzüglich unterstützende Heil- und Schutzwirkungen im Organismus aufweist.

Wesentl. Inhaltsstoffe:
Vitamin A, B1, B2, B6, Spuren von B12, C, E, K, Niacin, Biotin, Folsäure, Pantothensäure, Kalium, Calcium, Phosphor, Natrium, Mangan, Eisen, Kupfer, Schwefel, Zink, Kobalt, Molybdän, Selen, Fluor, Vanadium, Jod, Asparagin, Lysin, Betain, Arginin und weitere essentielle Aminosäuren, Phytosterole, Anthozyane, Glucose, L(+) Milchsäure, stoffwechselaktive Mikroorganismen.

Unterstützende Heilwirkung:
Die wertvollen Vitalstoffe der besonderen Saftkombination fördern in Verbindung mit der L(+)Milchsäure den Zellstoffwechsel, die Zellatmung sowie wesentliche Funktionsprozesse im Organismus. Der Gemüsesaft unterstützt das biologische Gleichgewicht in den Körperflüssigkeiten, und dieses fördert wiederum die lebenswichtigen biochemischen Funktionsprozesse im intra- und extrazellulären Bereich. Der hohe Kaliumgehalt zeigt eine entwässernde Wirkung, entlastet Herz- und Kreislauf und regt die Nierentätigkeit an. Weitere spezielle Wirkstoffe in diesem Gemüsesaft lösen in Verbindung mit einer gesunden Ernährung nach und nach krankheitsfördernde Gifte und Schlacken im Magen- und Darmbereich. Die wertvollen Anthozyane (roten Pflanzenfarbstoffe) regen in Kombination mit Vitamin C das Immunsystem und die Zellatmung an.

Zudem werden Stoffwechsel, Energie- und Konzentrationsfähigkeit verbessert; dies ist besonders in Zeiten geistiger und körperlicher Beanspruchung sehr wichtig. Auch nach überstandenen Krankheiten und im Alter unterstützt er die Regenerations- und Aufbauprozesse in den Körper- und Gehirnzellen. Dieser Gemüsesaft regt desweiteren die Ausscheidung von Schlacken an, fördert das positive Mikroleben im Dünn- und Dickdarmbereich, stimuliert die Verdauungsdrüsen sowie die Regeneration von Leber, Galle und Pankreas. Zudem verbessert dieses besondere Regenerationselixier die präzise Steuerung der einzelnen Funktionsprozesse in den Körper- und Gehirnzellen. Die spezielle Gemüsesaftkombination von Karotten, Kartoffeln, Sellerie, Rote Bete, Rettich und L(+) Milchsäure ist eine ideale Nahrungsergänzung und unterstützt den

Zellenstaat Körper, so daß dieser bei gesunder Ernährungs- und Lebensweise bis ins hohe Alter gesund, vital und schlank bleiben kann.

Anwendung:
Den Gemüsesaft trinkt man täglich über einen längeren Zeitraum am besten auf leeren Magen ca. 20 Minuten vor einer Hauptmahlzeit oder einfach als hochwertigen Energiespender zwischen zwei Hauptmahlzeiten. Damit läßt sich unterstützend ein sehr guter Gesundheitszustand aufbauen und beibehalten.

Mit Bierhefe bis ins hohe Alter gesund, vital und leistungsfähig bleiben

Reine flüssige Bierhefe ist eine ernährungsphysiologische Nahrungsergänzung von höchster Rangordnung. Der goldene Nährboden, auf dem die speziellen Hefe-Jungzellen reifen, ist hochwertige vermälzte Braugerste. Durch die natürliche Anreicherung der Wirk- und Aufbaustoffe der Bierhefezellen auf dem sehr konzentrierten Nährboden (Gerstenmalz) und durch ihre zusätzliche Eigensynthese ist flüssige Bierhefe die reichste natürliche Vitalstoffquelle überhaupt. Im besonderen biologischen Herstellungsverfahren wird Bierhefe leicht verdaulich gemacht und kann in dieser Form dem menschlichen Organismus hochwertigste Vital-, Aufbau- und Regenerationsstoffe zur Verfügung stellen. Die cellulär flüssige Bierhefe "Panaktiv" erfüllt diese besonderen Voraussetzungen der Züchtung und Herstellung mit speziell ausgewählten Hefe-Jungzellen, der guten Verdaulichkeit und der spezifischen Wirkstoffgewinnung in idealer Weise.

Wesentl. Inhaltsstoffe:
Vitamin B1, B2, B6, B12, Biotin, Niacin, Folsäure, Pantothensäure, Ergosterin (Vitamin D), Calcium, Kalium, Natrium, Phosphor, Selen, Chrom, Zink, Glucan, Zymosan, Cholin, Orotsäure, a-Liponsäure, Glutathion, Methionin, Inosit, Lecithin, Lysin, Leucin, Tyrosin, Histidin, Tryptophan und weitere essentielle Aminosäuren, verschiedene Enzyme und Zellkernfaktoren wie DNS- und RNS-Informationen.

Unterstützende Heilwirkung:
Speziell cellulär-flüssige Bierhefe ist eine sehr wertvolle ernährungsphysiologische Nahrungs- und Wirkstoffergänzung. Sie hat Reparaturcharakter und kann mit ihren hochwertigen Vital- und Aufbaustoffen an jeder Körper- und Gehirnzelle im Organismus als universeller Regenerationsfaktor unterstützend eingesetzt werden. Auch in Zeiten geistiger oder körperlicher Anforderung, in der Rekonvaleszenz (Erholungsphase nach überstandenen Krankheiten) sowie im Alter ist sie eine wertvolle willkommene Unterstützung. Bierhefe verbessert enorm die Leistungs- und Konzentrationsfähigkeit. Sie ist eine unübertreffliche pflanzliche Vitamin-B-Quelle, die lebenswichtige Aufgaben im Zell- und

Stoffwechselgeschehen erfüllt. B-Vitamine sind u.a. am Nerven-, Energie- und Hautstoffwechsel, bei der Bildung der roten Blutkörperchen (B12), als Katalysator und Aktivator an verschiedenen Entgiftungsvorgängen, bei der Umwandlung der Kohlenhydrate in Energie, Aufbau von Zellsubstanzen und Zellteilung, Nervenbildung von Zellen, Bindegewebselastizität sowie an der Stimulierung des Immunsystems beteiligt. Zudem sind sie zum Aufbau von antioxidativen Enzymen und Aminosäuren unentbehrlich.

B-Vitamine, Zink und Magnesium werden bei lebenswichtigen Enzymreaktionen sowie in jeder Körperzelle dringend benötigt. Zudem erfüllen B-Vitamine und Lecithin entscheidende Aufgaben im Gehirnstoffwechsel und zentralen Nervensystem. Flüssige Bierhefe bewirkt durch Chrom und Zink einen regenerierenden Einfluß auf den Zuckerstoffwechsel, und die beiden Wirksubstanzen Zymosan und Glucan verbessern die Abwehrleistung im Darmbereich. Selen übernimmt in Verbindung mit anderen Vitalstoffen lebenswichtige Aufgaben im Gehirn und ist ein Zellschutz gegen Umweltgifte und freie Radikale.

Bierhefe fördert das gesunde Darmmilieu, die Ansiedlung der physiologischen Milchsäurebakterien und trägt wesentlich zur Entgiftung im Verdauungsbereich bei. Cholin, Orotsäure, a-Liponsäure, Glutathion, Methionin und Inosit haben unter anderem wichtige Schutz-, Regenerations- und Reparaturaufgaben im Leber- und Fettstoffwechsel, regenerieren die Leber-, Herz- und Gehirnzellen und fördern die leberinterne Entgiftung. Die essentiellen Aminosäuren der cellulär-flüssigen Bierhefe beeinflussen u.a. den Zucker- und Schilddrüsenstoffwechsel günstig und sind am Gewebe- und Zellaufbau beteiligt. Die wirkstoffreiche Bierhefe springt überall dort als unterstützende Hilfe ein, wo Mangelerscheinungen bestehen, um die Gefahr von Betriebs- und Funktionsstörungen in den Körper- und Gehirnzellen abzuwenden. Da Bierhefe darüber hinaus auch maßgeblich an der Neubildung von Zellen, Zellkernen und Gewebesubstanz beteiligt ist, kann man ihr mit Recht zugestehen, daß sie wesentlich dazu beiträgt, bis ins hohe Alter gesund, vital und leistungsfähig zu bleiben.

Die besondere Heil- und Regenerationswirkung wird durch das Bemühen um eine symbiosefreundliche Ernährungsweise sowie durch regelmäßige Spaziergänge in sauberer Luft, täglich ausreichend regenerierendem Schlaf und ein gutes seelisches Verhalten noch beträchtlich intensiviert.

Anwendung:

Als Kur sechs bis zwölf Wochen lang oder in Zeiten besonderer geistiger oder körperlicher Beanspruchung durchgehend mehrere Flaschen. Täglich ca.30 Minuten vor dem Frühstück einen knappen Teilstrich cellulär-flüssige Bierhefe mit einer frisch gepreßten Grapefruit oder Zitrone und nach Empfinden etwas dunkelrotem anthozyanreichem Muttersaft, wie z.B. schwarzem Johannisbeer-

oder Holundersaft. Prophylaktisch und zum Erreichen bzw. Erhalten eines sehr guten Gesundheitszustandes mindestens 2 Flaschen pro Monat mit den oben genannten regenerierenden Zusätzen.

Hinweis:
Zudem kann ein gesundes Mikroleben in der Darmflora unter günstigen Voraussetzungen zusammen mit den Wirkstoffen der Bierhefe und anderen Vitamin B-reichen Lebensmitteln, wie z.b. Vollwertreis, Gerste, milchsaurem Gemüse, Sauermilchprodukten, mit Sanoghurt- und Bioghurtkulturen usw., auf biochemischem Weg die Grundformen der zellschützenden Vitamine B15 (Oxypamgansäure) und B17 (Amygdalin) produzieren.

Beachtung:
Personen mit sehr starken Stoffwechselstörungen, vor allem mit intensiven Harnsäureablagerungen, sollten Bierhefe nur in kleinen Dosen verwenden.

Weizenkeimöl enthält Verjüngungsfaktoren

Die Natur liefert dem Zellenstaat Körper vielseitige Vital- und Aufbaustoffe, die besondere lebenserhaltende und verjüngende Funktionen im menschlichen Organismus übernehmen. Weizenkeimöl in seiner natürlichen Form (kein Acetat) ist ein Spitzenlieferant und gehört zu den besten Quellen des gesamten Vitamin E-Komplexes. Dies ist eine Gruppe von mehreren fettlöslichen Molekülen, die man Tocopherole nennt. Der Name kommt von dem griechischen Wort Tokein, was soviel bedeutet wie Gebären bzw. neues Leben.

Wesentl. Inhaltsstoffe:
Vitamin A, K, E-Komplex gesamt als Alpha-, Beta-, Gamma- und Delta-Tocopherole, Linolsäure, Linolensäure, Lecithin, Phytosterole, Energie- und Farbschwingungen aus der intensiven Sonnenbestrahlung.

Unterstützende Heilwirkung:
Weizenkeimöl deckt den gesamten Vitamin E-Bedarf des Organismus und fördert wesentliche Funktions- und Steuerprozesse. Vitamin E wird auch als Verjüngungsvitamin bezeichnet, denn es hat vorzüglich regenerierende Eigenschaften auf die Haut-, Körper- und Gehirnzellen. Es schützt die Zellen optimal vor der Zerstörung durch Sauerstoffoxydation.
Ungesättigte Fettsäuren sind wichtige Bestandteile der Zellwände. Die Moleküle des E-Komplexes verhindern den vorzeitigen Verfall und Zusammenbruch von Zellen, indem sie die Verbindung zwischen Fettsäuren und Sauerstoff blockieren. Dieser schützende Vorgang läßt die gefährliche Oxydation zwischen Fettsäuren und Sauerstoff an den Zellwänden nicht zu, deshalb wird Vitamin E auch als Antioxydans bezeichnet. Jene übergeordnete Funktion hat natürlich auf alle Zellen einschließlich von Haut und Bindegewebe eine straffende Wir-

kung und hält sie elastisch. Die antioxidative Eigenschaft ist auch dafür verantwortlich, daß Vitamin E in der Rheuma-Therapie günstigen Einfluß ausübt. Zudem reduziert dieser sogenannte E-Zellschutz den allgemeinen Sauerstoffverbrauch der Zellen um ca. 30 %, fördert dadurch die physiologisch effektive Sauerstoffauswertung und wirkt enorm energie- und leistungssteigernd. Vitamin E aktiviert die Blutversorgung über die Alveolen (kleinste Haargefäße) und verbessert dadurch den gesamten Zellstoffwechsel. Es wirkt gerinnungshemmend und verhindert das Auftreten von Thrombosen sowie die vorzeitige Zerstörung der roten Blutzellen. Vitamin E schützt und regeneriert auch die Gehirnzellen. Es harmonisiert die Hypophysen-Aktivität, die hormonelle Steuerung der weiblichen und männlichen Keimdrüsen und wirkt im Klimakterium ausgleichend. Zudem werden die Sauerstoffausnutzung der Herz- und Gehirnzellen und die Durchblutung der Gefäße in diesen Regionen gebessert sowie bestehende Herzrhythmusstörungen bei entsprechender Lebensweise ausgeglichen. Vitamin E-Komplex aus Weizenkeimöl ist tatsächlich ein natürlicher Faktor, der dazu beitragen kann, daß Körper und Gehirn bedeutend länger jung, vital und leistungsfähig bleiben.

Anwendung:
Täglich bis zweitägig einen Teelöffel echtes Weizenkeimöl vor oder zur Mittagsmahlzeit.

Hinweis:
Vitamin A und C unterstützen noch zusätzlich die zellschützende und verjüngende Funktion von Vitamin E. Diese drei Vitalstoffe sind in ihrer Ganzheit hochwirksame komplexe Antioxydantien, die alle Körper- und Gehirnzellen vor zerstörenden Einflüssen schützen. Weitere Vitamin E-Quellen sind Lein-, Oliven- und Sonnenblumenöl, Avocados, Kürbiskerne, Sesammilch, frische Mandeln und Haselnüsse, Fenchel, Spinat, Spargel, Knollensellerie, Erbsen, Grünkohl bzw. sehr gut gekaute Weizenkeimlinge in kleinen Mengen.

Personen mit starker Schilddrüsenüberfunktion und damit einhergehender nervlicher Überaktivität sollten Weizenkeimöl einschleichend dosieren.

Olivenöl als optimale Fett- und Gesundheitsquelle

Ernährungswissenschaftler, Ganzheitsmediziner und Ernährungstherapeuten aus ganz Europa sind sich mittlerweile einig, daß natives Olivenöl-extra ernährungsphysiologisch eine äußerst ideale Fett- und Energiequelle für den menschlichen Organismus darstellt. Es zeigt vorzüglich unterstützende Heil- und Regenerationswirkungen im gesamten Zellenstaat Körper und Gehirn.

Wesentl. Inhaltsstoffe:

Vitamin A, B1, C, E, Magnesium, Calcium, Kalium, Eisen, Natrium, Phosphor, Schwefel, Folsäure, Niacin, Pantothensäure, Silizium, Zink, Kupfer, Mangan, bis zu 78 % Anteil an einfach ungesättigter Fettsäure, ca. 10 % Anteil mehrfach ungesättigten Fettsäuren und ca. 20 % Anteil gesättigter Fettsäuren, hochwertige Linolsäurearten, wertvolles Lecithin.

Unterstützende Heilwirkung:

- Olivenöl zeigt eine deutliche Schutzfunktion für Leber und Galle, indem es die Gallentätigkeit stimuliert und den Leberstoffwechsel fördert.
- Unterstützt die Reinigung und Entgiftung im Dünn- und Dickdarmbereich und ist eine Hilfe bei der Regeneration der Darmschleimhaut.
- Olivenöl aus 1. Pressung ist ein optimaler Schutzfaktor gegen die gefährliche Gefäßsklerose vor allem im Herz- und Gehirnbereich.
- Es begünstigt die Vermehrung des gefäßfreundlichen HDL-Cholesterins im Blut, das mit Hilfe des Sonnenlichtes an der physiologischen Vitamin D-Bildung im Organismus beteiligt ist und versorgt den Körper zum Teil mit verschiedenen fettlöslichen Vitaminen wie z.B. dem lebenswichtigen Vitamin E-Komplex.
- Im Olivenöl finden wir weiterhin eine der besten Lecithinquellen für Zellen, Gehirn und Nervensystem. Dieser fettähnliche Nährstoff ist am Bau der Zellwände und Membranen, vor allem an einer einwandfreien Nerven- und Muskelfunktion beteiligt. Zudem zeigt es eine gewisse Elastizitäts- und Pufferkapazität auf die empfindlichen Zellwände im Organismus. Hochwertiges Lecithin stellt einen Schutzfaktor gegen Gefäßablagerungen dar und fördert das geistige Leistungsvermögen.
- Die lebenswichtige Linolsäure aus dem Olivenöl wird im Körper zur Gammalinolsäure umgewandelt. Diese spezielle Fettsäure benötigt der Organismus wiederum als Baustoff zur Herstellung der sogenannten Prostaglandine. Dies sind Stoffe, die im gesamten Gehirn- und Zellsystem wesentliche Schutz- und Reglerfunktionen haben.Sie sind z.B. maßgeblich an präzisen Funktions- und Steuerprozessen im Zellinneren, am Zellwachstum und an der Jung- und Gesunderhaltung aller Körper- und Gehirnzellen beteiligt. Prostaglandine verhindern entzündliche Prozesse, Bluthochdruck und sind an der Regulation des physiologischen Cholesterin- und Hormonhaushaltes beteiligt. Ein weiterer sehr wesentlicher Heilfaktor ist das Unterbinden der lebensgefährlichen Thrombose, da sie das Zusammenkleben der Blutplättchen verhindern können.
- Natives Ölivenöl hat aufgrund der monatelangen Sonnenbestrahlung, der besonderen Formbeschaffenheit der Frucht und der äußerst günstigen klimatischen Verhältnisse (nach Fraser) in seinen Kohlenstoffatomen hoch-

wertige Elektrizitäts- und Farbschwingungen gespeichert, die den gesamten Stoffwechsel regenerativ und günstig beeinflussen. Dieses naturgesetzliche Phänomen wertet natürlich alle Inhaltsstoffe wesentlich auf und erhöht damit vor allem Qualität und Haltbarkeit des Olivenöls.

Anwendung äußerlich:
Olivenöl wird seit Jahrtausenden in der Volksmedizin äußerlich bei Wunden, Verbrennungen usw. angewandt. Auch als Schönheitsmittel hat es einen sehr guten Ruf. Ein Vollbad ca. zweimal monatlich mit drei Eßlöffeln Olivenöl fördert jugendliche Frische und Elastizität der Hautzellen. Allerdings sollte man vor diesem Schönheitsbad den Körper gründlich reinigen. Ein- bis zweimal wöchentlich kann man nach der Gesichtsreinigung die gesamte Hautfläche im Gesichts-, Stirn- und Halsbereich mit einigen Tropfen des wertvollen Olivenöls, die man zuvor mit Wasser verdünnt, gründlich einreiben. Auch dies begünstigt bei regelmäßiger Anwendung die jugendliche Spannkraft und Elastizität der Gesichtshaut.

Hinweis:
Man kann nach persönlichem Empfinden als gelegentliche Ergänzung weitere wertvolle pflanzliche Lipidquellen mit qualitativ guten Farb- und Energieschwingungen wie Sonnenblumen-, Lein- oder Weizenkeimöl in die gesundheitsbewußte und symbiosefreundliche Ernährung mit einbeziehen:
Sonnenblumenöl verwendet man zu Salaten und Gemüsen.
Leinöl sollte wegen der regenerierenden Wirkung auf die Darmschleimhaut und das physiologische Mikroleben ca. alle 6 Wochen genommen werden. Da es schnell ranzig wird, ist es kühl zu lagern und innerhalb einer Woche (kleine Dose) aufzubrauchen.
Weizenkeimöl ist für Herz-Kreislauf, Zellen, Gehirn und Drüsensystem sehr wertvoll (Näheres siehe hierzu spezielles Kapitel).
Weitere gute Lecithinquellen sind reife Avocados und flüssige Bierhefe.

Besondere Hinweise zu Cholesterin:
Die gesamte ernährungswissenschaftliche Fachwelt sieht einen deutlichen Zusammenhang zwischen der Zufuhr von stoffwechselbelastenden gesättigten Fettsäuren und der steten Entwicklung der vorzeitigen Gefäßsklerose. Diese Zufuhr (siehe Kapitel "Welche Nahrungsmittel fördern Krankheit, Übergewicht und den vorzeitigen Alterungsprozeß") begünstigt den gefährlichen Anstieg des krankheitsfördernden LDL-Cholesterins im Blut. Viele stoffwechselstörenden Nahrungs- und Genußmittel werden im Körper zu Fett umgewandelt und führen in der Folge zu Übergewicht mit allen nachteiligen Folgen. Eine derartige Ernährungsweise entspricht heute weder dem verantwortungs- und gesundheitsbewußten Zeitgeist noch einer fortschrittlich orientierten Heil- und

Ernährungskunde. Vor allem entstehen dadurch vorzeitig vermehrte Ablagerungen an den Gefäßinnenwänden (Arteriosklerose). Damit erhöht sich das Risiko, Körper und Gehirn schon in verhältnismäßig jungen Jahren (mit 50 - 60) durch Herzinfarkt, Schlaganfall, Übergewicht, Bluthochdruck, Zuckerkrankheit, Streß u.v.m. schwer zu schädigen und zu ruinieren. Zudem unterstützen seelische Verhaltensweisen, wie z.B. Sturheit, Groll, Ärger, Haß, Kritiksucht, Eifersucht, Hektik, sowie eine lähmende Lebensleere (Zeitverschwendung) diesen gefährlichen Teufelskreis.

Doch der Zellenstaat Körper kann unter optimalen Ernährungs- und Lebensbedingungen ohne weiteres 90 Jahre und älter werden. Ersetzt man nämlich die gesättigten Fettsäuren durch einen hohen Anteil einfach ungesättigter und einen geringen Teil mehrfach gesättigter Fettsäuren (wie z.B. im Olivenöl enthalten), ernährt sich stoffwechselfreundlich durch reichliche Verwendung von Gemüse, frischem reifem Obst, Salaten, pflanzlichem Eiweiß, Getreide, Sauermilchprodukten usw. und bemüht sich darüberhinaus um ein gutes seelisches Verhalten, so führt dies schnell zu einer deutlichen Verbesserung des gesamten Fettstoffwechsels. Der hohe Anteil an einfach ungesättigten Fettsäuren begünstigt die Vermehrung des stoffwechsel- und gefäßfreundlichen HDL-Cholesterins im Blut und beeinflußt den Gesamtcholesterinhaushalt sehr positiv. Es kommt zu einem deutlichen Rückgang krankheitsfördernder Blutfettwerte sowie zu einem unterstützenden Abbau von gefährlichen LDL-Cholesterinablagerungen an den Gefäßinnenwänden. Dieser heilungsfördernde Prozeß senkt nun erheblich das Risiko, im Herz- und Gehirnbereich an der typischen Gefäßsklerose zu erkranken.

Ferner beeinflußt eine Ernährung mit einem hohen Anteil an einfach ungesättigten Fettsäuren den Zuckerstoffwechsel sehr positiv. Das wertvolle Pflanzenöl aus der Olivenfrucht ist somit ein unterstützender Gefäßschutz und bei Neigung zu koronaren Herzerkrankungen, cerebralen und peripheren Durchblutungsstörungen, sowie für Diabetiker eine äußert ideale und regenerierende Fett- und Energiequelle.

Heilerde bindet Gifte und Schlacken im Verdauungskanal

Heilerde wird unterhalb der Erdoberfläche aus eiszeitlichen Ablagerungen gewonnen und in einem speziellen Verfahren aufbereitet. Dabei wird dem Löß Feuchtigkeit entzogen und eventuell vorhandene Keime abgetötet. Danach vermahlt man das Produkt fein und siebt es. Je nach Größe der Partikel kann eine fertige Heilerde äußerlich oder innerlich zu unterstützenden Heilzwecken verwendet werden.

Wesentl. Inhaltsstoffe:

Silizium, Aluminium, Eisen, Calcium, Magnesium, Natrium und Kalium gebunden in den Mineralien Quarz, Feldspat, Kalkspat, Dolomit, Glimmer, Montmorillont und Kaolimit.

Unterstützende Heilwirkung bei innerlicher Anwendung:

Die herausragende Fähigkeit der Heilerde besteht in ihrer bindenden und aufsaugenden Wirkung. Durch die besondere Feinheit der Luvos Heilerde Ultra in Größenbereichen von Tausendsteln Millimetern enthält ein Gramm eine unvorstellbare Anzahl von winzigen Teilchen, welche aneinandergereiht eine riesige Gesamtoberfläche ergeben. Diese Fläche gewährleistet das vorstehend beschriebene Aufsaug- und Bindevermögen von Stoffwechselschlacken. Der regelmäßige innerliche Gebrauch von Heilerde sorgt daher für eine Reinigung des Organismus von über Nacht im Magen-Darmbereich angefallenen Schlakken. Sogar bei hartnäckigen Erkrankungen können Giftstoffe, Bakterien und Fremdstoffe aus dem Magen- und Darmkanal gebunden werden. Aufgrund dieser naturgesetzlich-physikalischen Fähigkeit wird z.B. eine durch überschüssige Magensäure entstehende chronische Magenschleimhautentzündung heilend beeinflußt. Diese sogenannte Gastritis kann sich in Sodbrennen, Schmerzen, saurem Aufstoßen und Magendruck äußern.

Durch die sichere Bindung von überschüssigen Gallensäuren sowie von Darmgiften und Fäulnisstoffen ist Heilerde ein schnell wirkendes unterstützendes Mittel bei Durchfallerscheinungen und anderweitigen Darmstörungen wie Autointoxikationen, Blähsucht sowie bei Gärungs- und Fäulniszuständen. Aufgrund ihrer besonderen Fähigkeit, die Darmschleimhaut von Fremd- und Giftstoffen zu befreien, schafft Heilerde ultrafein eine der wichtigsten Voraussetzungen dafür, daß sich die gesundheitsfördernden Mikroorganismen wieder vermehrt im Dünn- und Dickdarmbereich ansiedeln können. Sie zeigt auch im Mund-, Zahnfleisch- und Rachenbereich eine absorbierende und entzündungshemmende Wirkung und fördert mit Hilfe angewandter Spülungen den Heilungsprozeß bei den verschiedensten Entzündungen und Beschwerden.

Anwendung:

Luvos Heilerde Ultra zur innerlichen Anwendung je nach Empfinden ein- bis zweimal täglich 1/2 bis einen Teelöffel auf ein Glas handwarmes Quellwasser unter intensivem Umrühren auf leeren Magen reichlich vor den Mahlzeiten einnehmen. Heilerde 2 zur äußerlichen Anwendung für Bäder, Gesichtsmasken, Körperpackungen und Umschläge. Weitere spezielle Hinweise gibt die Gebrauchsanweisung.

Trinkkur aus Heilmoor unterstützt das Mikroleben in der Magen- und Darmschleimhaut

Die Moorsubstanz bildete den Nährboden für unzählige Mikroorganismen, die im Laufe der Jahrtausende durch ihr präzises Wirken wertvollste organische und anorganische Stoffe für den menschlichen Organismus aufbereiteten.

Wesentl. Inhaltsstoffe:

Mikrobiologisch umgewandelte Regenerationssubstanzen aus ehemaligen Heilkräuterpflanzen wie Angelikawurzel, Arnika, Bärentraube, Bärlapp, Bitterklee, Brechnuß, Brennessel, Brombeere, Eisenkraut, Färberkraut, Frauenschuhwurzel, Wasserminze, Johanniskraut, Kamille, Löwenzahn, Nelkenwurz, Ringelblume, Rosmarin, Schafgarbe, Spitzwegerich, Storchenschnabel, Thymian, Wacholder, Wasserhanf, Wermut, Zinnkraut u.v.m.; Huminsäuren, biochemisch umgewandeltes Chlorophyll, weitere organische und anorganische Stoffe, sowie durch das natürliche Feuchtigkeitsmilieu spezielle Grundformen lebenswichtiger Schleimhautsymbionten, hochwertige Energieladungen aus Sonne und Erde.

Unterstützende Heilwirkung:

Die Inhaltsstoffe der speziell entwickelten Moor-Trinkkur dienen der gesamten inneren Magen- und Darmpflege, denn sie überziehen die feinen Schleimhäute schonend mit einem heilungsfördernden Schutzfilm. Dadurch können Entzündungsprozesse im Magen- und Darmbereich unterbunden sowie Gifte und Stoffwechselschlacken aufgesaugt bzw. abgebaut werden.

Dies hat bei Neigung zu Magenschleimhautentzündungen sowie Magen-, Dünn- und Dickdarmgeschwüren einen regenerierenden Heileffekt. Die regenerative Wirkung auf die Schleimhäute gibt den gesundheitsfördernden Mikroorganismen wieder einen idealen Nährboden. In der Folge wirkt sich das positiv auf Leber, Galle, Pankreas und alle Verdauungsprozesse aus. Denn ein gesundes Mikroleben verbessert nachhaltig die enzymatische Aufspaltung, Auswertung und Resorption von Eiweißen, Fetten und Kohlenhydraten.

Anwendung:

Prophylaktisch einmal täglich morgens nüchtern einen knappen Teelöffel Neydhartinger Moor-Trinkkur mit einer Tasse lauwarmem Magen-Darm-Tee oder mit einem handwarmen Glas Quellwasser. Vor dem Einnehmen intensiv umrühren. Oder kurmäßig 4 Wochen lang ca. zweimal täglich einen knappen Teelöffel reichlich vor den Mahlzeiten, ebenfalls mit Tee oder Wasser.

Hinweis:

Bei Neigung zu starken Magengeschwüren und Magenblutungen sollte ein ganzheitlich orientierter Arzt oder Heilpraktiker konsultiert werden. Zudem beachte man die Gebrauchsanweisung. Weitere Moorprodukte, die eine symbiosefreundliche Wirkung haben, sind Moor-Gesichtsmaske, Seife und Zahnpasta.

Moorbäder - der Jungbrunnen in der eigenen Badewanne

Naturmoor als einzigartige Heilquelle entwickelte sich im Laufe von ca. hunderttausend Jahren unter der vollkommenen Regie der Naturgesetze durch biologisch-biochemische Umsetzungs- und Aufbereitungsprozesse. Nur unter Mitwirkung unzähliger naturgesetzlich koordinierter Mikroorganismen (Symbionten), Grünpflanzen, Algen, Kräuter, Blumen, Heilpflanzen und Mineralien sowie unter Einwirkung intensiver Sonnenbestrahlung, Luft, Erde und Wasser konnte diese für den menschlichen Organismus so segensreiche Moorquelle langsam entstehen.

Auch die großen Ganzheitsärzte wie Hippokrates und Paracelsus hatten schon mit Erfolg Naturmoor bei ihren Patienten eingesetzt. In den letzten 50 Jahren war es unter anderem der Moorforscher Prof. Otto Stöber, der im oberösterreichischen Neydharting wertvolle Forschungsarbeiten durchführte. Seine wissenschaftlichen Untersuchungen ergaben, daß sich z.B. im echten Heilmoor ca. 50 verschiedene organisch lösliche Substanzgruppen befinden. Es sind interessanterweise größtenteils diejenigen, aus denen sich der Zellenstaat Körper aufbaut. Desweiteren hat man erforscht, daß in speziellen Heilmoorlandschaften bis zu 300 verschiedene Kräuter- und Heilpflanzen vorkamen. Stöber entwickelte den besonderen Heilmoor-Schwebstoff, der als Badeanwendung nicht so konzentriert ist wie ein reines Breibad, aber ebenfalls die ganze Fülle des speziellen Heilmoores enthält. Zudem wird das Herz-Kreislaufsystem nicht überlastet, **und eine derartige Badekur kann darüberhinaus auch bequem im eigenen Heim durchgeführt werden.**

Die im Bad schwebenden und wasserlöslichen Wirk- und Heilstoffe (daher der Name Schwebstoffbad - Bild 4) umspülen die Haut des Körpers. Über die Poren werden Vitalstoffe, Biokatalysatoren, positive Energiearten und Mikroorganismen resorbiert, aber auch gleichzeitig Schlacken und Stoffwechselgifte aus dem Bindegewebe abgegeben. Durch dieses Schwebstoffbad vollzieht sich das gleiche naturgesetzliche Phänomen wie an der Zellmembran im Organismus. Haut- und Zellmembranen haben die geniale physikalische Fähigkeit, den Ein- und Austritt der im Wasser gelösten Stoffe (Ionenaustausch) zu kontrollieren bzw. je nach speziellem Bedarf präzise zu steuern.

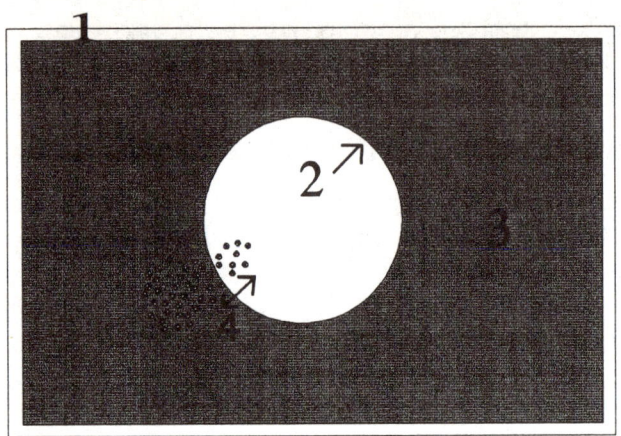

Bild 4: Moor-Schwebstoffbad

1 = Badewanne, 2 = Körperhaut, 3 = Moor-Schwebstoffbad 4 = Austausch von in Wasser gelösten Stoffen (Ionenaustausch).

Wesentl. Inhaltsstoffe:

Eine Vielzahl aus der Volksmedizin bekannter Pflanzenheilstoffe, Mineralien, Spurenelemente sowie Intelligenzmetalle. Natürliche wasserlösliche organische und biochemische Substanzen, anorganische Stoffe, hormonähnliche Substanzen, Huminsäuren, mikrobiologisch umgewandeltes Blattgrün (Chlorophyll), Grundformen lebenswichtiger menschlicher Mikroorganismen, hochwertige Energieladungen aus Sonne und Erde, weitere noch unerforschte Heil- und Regenerationsstoffe.

Unterstützende Heilwirkung:

Heilmoor ist eine lebendige Quelle mit geballtem Energie- und Heilpotential und kann den Organismus länger jung und gesund halten. Es würde den Rahmen sprengen, wenn man alle Indikationen aufzählen wollte. Heilmoor verbessert nachhaltig das gesamte innere Funktionsmilieu im Organismus und dies trägt wiederum zur Präzisierung des Zell- und Gehirnstoffwechsels bei. Zudem haben warme Moorbäder eine Art Reiz- und Fernwirkung über bestimmte Hautzonen am Körper, die über das Nervensystem speziellen inneren Organen zugeordnet sind. So können z.B. durch Moorwärme über eine selektive Stimulierung bestimmter Nervenenden Magen, Darm, Leber, Galle, Pankreas, Niere, Lunge, Herz und Eierstöcke günstig beeinflußt werden. Heilmoorbäder wirken desweiteren bei degenerativen und endokrin bedingten Erkrankungen der Gelenke, Sehnen, Bänder, Muskeln wie auch Bindegewebsveränderungen regenerierend. Sie fördern mit der Zeit die Elastizität und Beweglichkeit dieser Körperregionen.

Bei entzündlichen Erkrankungen der weiblichen Unterleibsorgane zeigen Moorsitzbäder eine hervorragende unterstützende Heiltendenz, vor allem wenn man diese mit einem Sauermilchsitzbad täglich abwechselt und danach 30 - 60 Minuten ruht (man verwende nur Sauermilchprodukte mit Acidophilus- und Bifidusbakterien). Diese Heilanwendungen verbessern das gesamte Milieu der Uterusschleimhaut. Erst dadurch können sich die gesundheitsfördernden Acidophilusbakterien wieder ansiedeln. Zudem hat echtes Heilmoor eine hormonausgleichende Komponente, was sich ebenfalls in den Wechseljahren günstig auswirkt.

Heilmoor zeigt aufgrund seiner energiereichen magnetischen Kräfte elastizitätsfördernde und verjüngende Eigenschaften auf Haut-, Gehirn- und andere Körperzellen. Es kommt dadurch zu einer Stabilisierung und Verbesserung der intra- und extrazellulären Zellfunktionen. Heilmoor beeinflußt die Hautanhangsorgane wie Haare und Nägel sehr positiv; auch das Milieu für die hautfreundlichen Mikroorganismen wird dadurch zunehmend verbessert. Somit kann man Heilmooranwendungen auch als wertvolle Zusatzernährung über die Haut (vor allem bei Mangelerscheinungen) betrachten, die auf diesem Weg unter Ausschaltung der Verdauungssysteme dem Zellenstaat Körper und Gehirn seltene und lebenswichtige Betriebs-, Energie-, Gesundheits- und Verjüngungsstoffe zuführen kann (siehe Bild 4).

Anwendung:

Moor-Schwebstoffbad wendet man kurmäßig (15-20 Bäder) jeden zweiten Tag, oder nach persönlichem Empfinden prophylaktisch ein- bis zweimal wöchentlich an. Die Badetemperatur sollte ca. 36-37° C betragen. Man nimmt für ein Bad ca. eine volle Tasse Heilmoor. Der eventuelle Zusatz von einer Verschlußkappe echtem Fichtennadel- oder Latschenkiefernextrakt und einer Tasse echtem Obst- oder Weinessig verbessert noch zusätzlich den Gesundheitswert des Bades, zudem wird dadurch der pH-Wert der Haut sehr günstig beeinflußt.

Meine balneologischen Erfahrungen stützen sich auf das Heilmoor aus Neydharting oder Schwanberg. Man kann aber auch nach Empfinden ähnlich wirkende Moorbäder verwenden, wenn diese in ihrer natürlichen Beschaffenheit unverändert sind und als staatlich anerkanntes Heilmoor bezeichnet werden dürfen.

Vorsichtsmaßnahmen:

Bei allen akut entzündlichen Prozessen, Tuberkulose, schweren Herz- und Kreislauferkrankungen sowie extrem niedrigem bzw. hohem Blutdruck und Neigung zu schweren Krampfadern sollen Moorbäder in Absprache mit einem ganzheitlich orientierten Arzt oder Heilpraktiker angewendet werden.

Empfehlungen:
Weitere sehr empfehlenswerte und gesundheitsfördernde Badeanwendungen sind Luvos Heilerde 1 oder 2 in Verbindung mit einer Tasse Obstessig, Töpfer Hautkleiebad, Sauermilchbad mit Acidophilus- und Bifidusbakterien, spezielles Ölbad mit 3 Eßlöffeln "nativem Ölivenöl extra", weitere verschiedene natürliche Heilkräuterbäder mit ätherischen Ölen.

Meerestiefwasser unterstützt die Präzision im Drüsensystem

Dieses kostbare und heilsame Wasser wird von den reinen, kristallklaren Quellen und Strömungen in den Tiefen des Nordatlantik abgefüllt. Das Meer ist die Urheimat unserer organischen und anorganischen Welt. Dieses biologische Wasser bot vor vielen Millionen Jahren aufgrund seiner besonderen physiologischen Zusammensetzung (ähnlich dem Lebenssaft Blut) optimale Bedingungen dafür, daß sich die ersten Zellen mit Unterstützung spezieller Mikroorganismen entwickeln konnten. Das reine Meerestiefwasser ist für den menschlichen Organismus somit auch heute noch eine äußerst kostbare Quelle von hochwertigen und seltenen Vital-, Aufbau- und Lebenselementen.

Wesentl. Inhaltsstoffe:
Natrium, Kalium, Ammonium, Lithium, Magnesium, Calcium, Spuren von Strontium, Eisen, Chlor, Brom, Fluor, Jod, Zink, Barium, Nickel, Kupfer, Chrom, Zinn, Mangan sowie die Intelligenzmetalle Molybdän, Vanadium, Selen, Caesium, Rubidium und Germanium.

Unterstützende Heilwirkung:
Die Intelligenzmetalle fördern unterstützend die Präzision der Funktions- und Lebensprozesse im gesamten Drüsen- und Intelligenzsystem. Dazu gehören: Gehirn, Hypophyse (Hirnanhangdrüse), Nervensystem, Schilddrüse, Nebenschilddrüse, Thymusdrüse, Nebennieren, die spezifischen männlichen und weiblichen Hormondrüsen, das Drüsensystem im Verdauungsbereich und jeder einzelne der 90 Billionen "Mikrocomputer" (Zellen) des Körpers. Meerestiefwasser fördert die biochemischen und magnetischen Prozesse im Organismus sowie die Harmonisierung im hormonellen Bereich. Zudem wird der zellinterne und -externe Stoffwechsel günstig beeinflußt. Auch Fermentproduktion sowie Konzentration und Intuition werden in Verbindung mit einer gesunden Lebensweise positiv stimuliert. Meerestiefwasser kann laut Fraser Mangelerscheinungen im Gehirn ausgleichen und dazu beitragen, daß Schlacken in Magen- und Darmwänden gebunden und gelöst werden. Es unterstützt in Verbindung mit einem chlorophyllhaltigen Kräutergetränk (z.B. aus Löwenzahn) die Regeneration aller Körper- und Gehirnzellen.

Anwendung:
Nach Empfinden gibt man einen Eßl. des Meerestiefwassers (Biomaris) in ein Glas handwarmes Quell- oder Heilwasser und trinkt es täglich bis zweitägig morgens nüchtern. Geeignet als Beigabe zum grünen Getränk oder zum Rohkostsalat.

Zur Beachtung:
Bei schlecht funktionierenden Nieren und sehr hohem Blutdruck nur kleine Mengen verwenden. Wenn nötig, bis zur Ausheilung darauf verzichten.

Hinweis:
Negative seelische Verhaltensweisen wie Hektik, Hetze, Druck, auffallende Kritik, Ärger, Groll, Eifersucht, Sturheit sowie ständiges Bewerten und Einmischen in die persönlichen Angelegenheiten der Mitmenschen stören auf Dauer die präzise Funktion des hochempfindlichen Intelligenzsystems beträchtlich.

Rote Bete Pulver

Die zellfunktionsfördernde, erneuernde und verjüngende Wirkung der qualitativ einzigartigen blauroten Anthozyane (Pflanzenfarbstoffe) aus der roten Bete ist bereits bekannt (vgl S. 96). Rote Bete Pulver wird in einem speziellen Gefriertrocknungsverfahren hergestellt. Diese besondere Darreichungsform ist ein optimales Grundmilieu, denn es begünstigt die Ansiedlung weiterer spezieller gesundheitsfördernder Mikroorganismen, die alle Körper- und Gehirnzellen zur ständigen Regeneration sowie Gesunderhaltung dringend benötigen. Zudem können die vielen hervorragenden Vital-, Aufbau- und Zellerneuerungsstoffe aus dem Rote Bete Pulver sehr leicht ausgewertet werden und somit den Zellen im Körper und Gehirn schon nach einigen Minuten zur Verfügung stehen. Rote Bete Pulver kann wesentlich dazu beitragen, daß Mikroorganismen, Enzyme und Vitalstoffe intensiver und präziser im Organismus wirken. Durch die besondere Eigenschaft, Zellatmung und Zellstoffwechsel zu verbessern, ist Rote Bete Pulver in Verbindung mit einer sehr gesunden Ernährungs- und Lebensweise selbst bei degenerativen Zellerkrankungen (z.B.Tumoren) und in Kombination mit natürlichem Vitamin C eine wertvolle heilungsfördernde Hilfe. Weitere spezielle Informationen über Inhaltsstoffe und zusätzliche unterstützende Heilanzeigen stehen im ausführlichen Kapitel "Gemüse als hochwertiges Lebensmittel und unterstützende Heilquelle".

Anwendung:
Am besten auf leeren Magen morgens zeitig vor dem Frühstück einen Teelöffel Rote Bete Pulver mit einem Glas handwarmem Heil- oder Quellwasser und einer halben bis ganzen frisch gepreßten Zitrone.

Die Kunst, Mangelerscheinungen auszugleichen

"Erst seit ich liebe, ist das Leben schön,
erst seit ich liebe, weiß ich, daß ich lebe." (Th. Körner)

Um die präzise Funktion der Zellen, Gewebe, Organe und des Gehirns zu sichern, müssen diese mit **allen** notwendigen Vital-, Aufbau-, Brenn- und Regenerationsstoffen versorgt werden. Im allgemeinen wird man dieser Forderung durch eine hochwertige und vielseitige Ernährung sowie durch ein ständig gutes seelisches Verhalten und regelmäßig ausreichenden Schlaf gerecht. Jedoch können auch bei dieser Kostform aufgrund einer unausgewogenen Nahrungskombination Mangelerscheinungen auftreten. Häufig werden dem Körper nicht genügend der folgenden hochwertigen Elemente zugeführt.

Wertvolle Aminosäuren- und Eiweißquellen enthalten:
Sauermilcherzeugnisse wie Joghurt, Dickmilch, Kefir, Schwedenmilch, Quark mit Biogarde-, Bioghurt- oder Sanoghurtkulturen, Naturkäse in Maßen, Polenta, Hirse, Reis, Gerste, Hafer, Dinkel, Quinoa, Amaranth, Weizen, Buchweizen, Keimlinge aus Mungobohnen, Broccoli, Rosenkohl, grünes Blattgemüse, Gemüsesäfte, milchsaures Gemüse, Spargel, Karotten, Kürbiskerne, Haselnüsse, Mandeln (enthäutet) bzw. als Pflanzenmilch, Hülsenfrüchte wie Kichererbsen, Linsen, Bohnen und Erbsen jedoch verdauungsfreundlich zubereitet, cellulär flüssige Bierhefe.

Hochwertiges Eisen enthalten:
Hauptquellen: grünblättriges Gemüse wie Spinat, Mangold, Brennessel, Paprika, Feldsalat, Portulak, Löwenzahn; grüne Kräutergetränke, v.a. aus Brennesselspitzen, Spitzwegerich, Löwenzahnblättern; Hülsenfrüchte (Kichererbsen, Erbsen, Bohnen, Linsen); Keimlinge aus Mungobohnen und Luzerne; Getreide (Hirse, Hafer, Amaranth, Quinoa); bestimmte Heilwasserarten
Weitere Quellen: Frische oder getrocknete, fein gemahlene Kräuter wie Schnittlauch, Petersilie, Basilikum, Brunnenkresse, Estragon, Majoran, Rosmarin, Thymian (sehr wertvoll),Wurzelgemüse, Aprikosen, Pfirsiche, Datteln, schwarze Johannisbeeren, Rote Bete Pulver, Aktiv Kalk, Luvos Heilerde ultra, Moor-Trinkkur, Algasan Naturtabletten (jeden 2. Tag 1 Tablette), Moorbäder mit Heilerdezusatz. Natürliches Vitamin C, eine gesunde Darmflora, gutes seelisches Verhalten sowie ausreichender Schlaf fördern die Aufnahme von Eisen.

Vitamin B12 enthalten:

Cellulär flüssige Bierhefe, Vollwert- und Wildreis, milchsaures Gemüse, milchsaure Gemüsesäfte, Sauermilchprodukte wie Joghurt, Dickmilch, Kefir, Schwedenmilch, Quark mit Biogarde-, Bioghurt- oder Sanoghurtkulturen, verschiedene Naturkäsearten, Keimlinge aus Mungobohnen und Luzernen Schwarzwurzeln, Petersilie, Sauerkraut, Sauerkrautsaft, getrocknete Meeresalgen. Eine gesunde Darmflora stellt auf biochemischem Weg Vitamin B12 selbst her. Das Spurenelement Kobalt und Chlorophyll sind dabei ein unterstützende Bausteine.

Vitamin B15 und B17 enthalten:

Oxypangamsäure (B15) und Amygdalin (B17) verbessern unterstützend die zellinterne Sauerstoffatmung und das Lösen von schädlichen Schlacken aus der Zelle. Die Grundstufen und Bausteine zum körperinternen Aufbau findet man für B15 in samenhaltigen Lebensmitteln, Bierhefe, Weizenkeimlingen, Vollwertreis, die Grundstufe für B17 in Bierhefe, Weizenkeimöl, Mandeln bzw. Mandelmilch, Hirse. Das Fundament dazu bildet eine optimal funktionierende Darmflora und ein gutes seelisches Verhalten.

Vitamin D enthalten:

Luzernesprossen, Lebertran, Spinat, Brunnenkresse, Sauermilchprodukte, cellulär flüssige Bierhefe.

Vitamin K enthalten:

Grüne Blätter, wie z.B. Löwenzahn, grüne Salate, Feldsalat, Spinat, Mangold, Broccoli, Blumenkohl und andere Kohlarten, Tomaten, Sauerrahmbutter, Naturkäse, Quark, Pflanzenöle erster Pressung.

Jod enthalten:

Brunnen- oder Gartenkresse, Leinöl, Meeresalge Kelp, Hafer, Hirse, Wurzelgemüse, Knoblauch, Kohlgemüse, Spinat, Spargel, Gurke, Paprika, Tomate.

Rutin enthalten:

Paprika, Zitrone, Grapefruit, Orangen, Buchweizen, Heidelbeeren, Kirschen, schwarze Johannisbeeren, Hagebutten, Acerolakirschen, Kiwi, Aprikosen.

Lecithin enthalten:

Natives Olivenöl extra, Weizenkeim-, Sonnenblumen- und Leinöl, frische Nüsse, Mandeln, Weizenkeimlinge, Avocado (max. zwei Scheiben pro Tag), Sauerrahmbutter, Naturkäse, Bierhefe.

Selen enthalten:

Bierhefe, Vollkorngetreide, Vollwertreis, Hirse, Sellerie, Gurke, Broccoli, Spargel, Sauermilchprodukte mit Biogarde-, Bioghurt- oder Sanoghurtkulturen, Weizenkeimlinge, Wurzelgemüse, Kartoffeln, Knoblauch, Zwiebeln, Nüsse, Obst, hochwertige Pflanzenöle.

Zellkern- und Verjüngungsfaktoren enthalten:

Pflanzenmilch aus frischen Nüssen, Mandeln (enthäutet) oder Sesamsamen; Kürbiskerne, Keimlinge aus Mungobohnen, Luzerne, Weizen oder Linsen (enthalten DNS- und RNS-Informationen); Oliven-, Weizenkeim-, Sonnenblumen- und Leinöl, Buchweizen, Vollkorngetreide wie Gerste, Quinoa, Hafer, Weizen, Vollwertreis, Hirse; Hülsenfrüchte, Zwiebel, Knoblauch (seltene Germaniumquelle), Meerrettich, cellulär flüssige Bierhefe, Chlorophyll, Anthocyane aus dunklen Muttersäften und Rote-Bete-Pulver, Sauermilchprodukte mit Biogarde-, Bioghurt- oder Sanoghurtkulturen, Meerestiefwasser Biomaris, frische Gemüsesäfte, z.B. Karottensaft mit Knoblauch, milchsaure Gemüsesäfte, z. B. Sauerkrautsaft, grüne Kräutergetränke; Moor-, Schlick-, Essig-, Heilkräuter- und Kleie-Hautbäder, Enzyme, Moor-Gesichtsmaske, Hefe-Hautkur. Förderlich sind eine gesunde Darmflora und Mikroorganismen, regelmäßige Spaziergänge und Wanderungen in guter Wald-, Berg-, See- oder Meeresluft, regelmäßig ausreichender Schlaf (mindestens 2 Stunden vor Mitternacht Schlafbeginn) sowie das stete Bemühen um ein gutes seelisches Verhalten.

Damit die zugeführten Lebensmittel auch gut aufgeschlossen, resorbiert und im Zellenstaat Körper und Gehirn optimal verwertet werden, sollte man gerade bei Mangelerscheinungen die Nahrung sehr gut kauen und einspeicheln. Das Enzym- und Fermentsystem kann dann seine volle Wirksamkeit präziser entfalten. Stoffwechselstörende Nahrungs- und Genußmittel (siehe S. 113 ff) reduzieren bzw. beeinträchtigen die Aufnahme beträchtlich. Man sollte sich aber stets vergegenwärtigen, daß die Harmonie und Ausgeglichenheit im Seelenleben von gleichrangiger Bedeutung ist. Ein liebevolles seelisches Verhalten und echte Lebensfreude tragen dazu bei, die Aufspaltung und Resorption der lebenserhaltenden Vitalstoffe im Darm und deren Auswertung im Organismus außerordentlich zu fördern.

Der optimale Weg zu einem gesunden Darm und Gehirn

Die tägliche Entschlackung hält den Körper länger jung und gesund!

Wer bis ins hohe Alter gesund, vital und leistungsfähig bleiben möchte, sollte täglich danach trachten, seinen Organismus von über Nacht angefallenen Stoffwechselschlacken und Giften aus eventuellen Ernährungsfehlern zu befreien. Die meisten akuten und chronischen Krankheiten haben ihren physischen Ursprung im Darmbereich. Denn die Schlacken und Toxine aus denaturierten Nahrungs- und Genußmitteln führen Schritt für Schritt zu vermehrten Toxinansammlungen im Dünn- und vor allem im Dickdarmbereich.

Dies degeneriert die Darmschleimhäute, nimmt den gesundheitsfördernden Mikroorganismen den gesunden Nährboden und überfordert bzw. schwächt das darmspezifische Immunsystem. Verhängnisvoll ist dabei, daß diese Toxine durch die Darmwand in die Blutbahn und Leber gelangen und so alle Körper- und Gehirnzellen übersäen können. Nun beginnt eigentlich der krankheitsfördernde Teufelskreis. Die Körpersäfte wie Blut, Bindegewebs- und Lymphflüssigkeiten sowie Zwischenzell- und Zellflüssigkeiten werden mehr und mehr überlastet und schließlich aus dem biologischen Gleichgewicht gebracht. Dies stört die lebenswichtigen biochemischen Funktionsprozesse sowie magnetischen Schwingungen der Billionen von Körper- und Gehirnzellen.

Die gereinigten Körperflüssigkeiten hätten jedoch die lebenswichtige Aufgabe, den Zellenkomplex ständig mit Sauerstoff sowie Vital- und Aufbaustoffen zu versorgen und gleichzeitig den Abtransport von zellinternen Stoffwechselprodukten und Kohlendioxyd zu übernehmen. Wenn aber die Körpersäfte bereits aufgrund von krankheitsfördernder Ernährungsgewohnheiten zugeführter Gifte und Schlacken überfordert sind, funktioniert auf Dauer das ansonsten präzise Versorgungs- und Transportsystem nur noch mangelhaft. Die Gehirn- und Körperzellen können nicht mehr optimal mit dem verjüngenden Sauerstoff sowie den Vital- und Aufbauelementen versorgt werden. Aber gerade dies wäre der Schlüssel für geistige und körperliche Vitalität und Spannkraft. Der Weg in die Krankheit ist sozusagen vorprogrammiert, lange bevor dies der Mensch oder sein Arzt erkennt.

Nun besitzt aber der Organismus ein sogenanntes körpereigenes Selbstreinigungs- und Klärsystem. Dieses besteht aus den vier wichtigen Ausscheidungs- und Entgiftungsorganen, nämlich Darm, Nieren, Haut und Lungen. Da dieses körperinterne Reinigungssystem aufgrund von Ernährungs- und Lebensfehlern mehr oder weniger laufend überlastet ist, führt man zu seiner Unterstützung und Regeneration eine regelmäßige tägliche innere Entschlackung durch.

Täglich morgens kurz nach dem Aufstehen werden das Verdauungssystem, die Nieren und Körpersäfte (Blut, Lymphe und Zwischenzellflüssigkeiten) von über Nacht angefallenen Stoffwechselschlacken gereinigt. Dadurch wird im Organismus das gesamte biologische Gleichgewicht der Körpersäfte entscheidend gefördert, damit Zellen, Gehirn und Immunsystem ständig präziser funktionieren und sich andererseits wieder vermehrt die gesundheitsfördernden Mikroorganismen im Darm ansiedeln können. Folgende tägliche sanfte Reinigungsmaßnahmen unterstützen nachhaltig diesen heilungsfördernden Prozeß.

Das morgendliche Reinigungs- und Gesundheitsprogramm

Vorschlag I

1.Morgens nach dem Erwachen:

Täglich um ca. 6.00 Uhr nach dem Aufstehen ein Glas (0,2 l) handwarmes stilles Quellwasser ohne Kohlensäure ca.drei- bis viermal wöchentlich mit einem halben Teel. Heilerde ultrafein einnehmen.

2.Nach weiteren ca. 15 Minuten:

Ein weiteres Glas handwarmes stilles Quell- oder Mineralwasser.

3.Nach weiteren ca. 30 Minuten und persönlichem Empfinden:

eine Tasse Leinsamenschleim zur Regeneration der Magen- und Darmschleimhaut, entweder täglich, zweitägig oder ca. dreimal wöchentlich. Man kann im letzten Drittel der Kochzeit noch eine Prise des magenheilenden Tausendgüldenkrauttees hinzufügen.

4. Etwa 20-30 Minuten vor dem Frühstück und nach Empfinden:

empfiehlt sich zur biologischen Gehirn- und Zellregeneration sowie zur Vitalisierung, Leistungssteigerung und zum Erreichen eines sehr guten Gesundheitszustandes ein spezielles Bierhefegetränk.

Anwendung:

Ein Teilstrich cellulär flüssige Bierhefe (Reformhaus), eine frisch gepreßte Grapefruit und/oder Zitrone je nach Bedarf etwas dunkler Muttersaft werden miteinander vermischt. Kurmäßig über mehrere Wochen oder mindestens eine Flasche alle zwei bis drei Wochen. Dabei jeweils eine Flasche pro Woche (verteilt auf 6-7 Tage).

Vorschlag II

1. Nach dem Erwachen:
Gelegentlich (ca. zweimal wöchentlich) fügt man dem handwarmen Wasser anstelle von Heilerde einen Eßlöffel Meerestiefwasser hinzu.

2. Nach weiteren ca. 15 Minuten und persönlichem Empfinden:
entweder nach Gefühl ein Glas Wasser mit einem Eßlöffel grünem Frischpflanzensaft aus Birke, Löwenzahn, Artischocke, Brennessel
oder frisch hergestellte Säfte aus Stangensellerie mit Apfel bzw. andere frische grüne Kräutergetränke nach Wahl und Jahreszeit. Nach Empfinden mit einem Eßlöffel Meerestiefwasser
oder ein Glas von einer halben frisch gepreßten Grapefruit mit ca. 3-4 Eßlöffeln dunklem Muttersaft (wie z.B. schwarzem Johannisbeer-, Holunder- oder Heidelbeersaft) oder ein Teelöffel Rote-Bete-Pulver.
Man sollte zur ständigen Zell- und Gehirnregeneration grüne und rote bzw. blaurote Pflanzenfarben im täglichen Wechsel intuitiv einnehmen.

3. Nach ca. weiteren 20 Minuten und persönlichem Empfinden:
weiter wie Programm I, siehe Punkt 3 und 4

Weitere Hinweise:
Es empfiehlt sich, mindestens 3-4 Gläser der vorgeschlagenen Regenerationsmaßnahmen von Nr. 1 bis 4 nach persönlichem Gefühl täglich am Morgen einzunehmen. Zu einem passenden Reinigungsgetränk (Rote-Bete-Pulver, Muttersaft, Bierhefe) sollte ein natürlicher Vitamin C-Träger verwendet werden, da dieser Vitalstoff eine intensive Reinigungs- und Regenerationskraft besitzt (vgl. S. 83ff). Bei Zitronenunverträglichkeit verwende man frische Grapefruits, bei Vitamin-C-Unverträglichkeitserscheinungen reduziere man bis zur Besserung die Dosis um die Hälfte. Um wirklich alle körpereigenen Selbstreinigungskanäle in ihrem Bestreben nach ständiger Gesunderhaltung der Körper- und Gehirnzellen zu unterstützen, empfiehlt es sich, mit Freude je nach persönlichem Empfinden (ca.3-4mal pro Woche) weitere wertvolle Reinigungs- und Regenerationsmaßnahmen am Morgen über Haut, Bindegewebe und Lunge durchzuführen. Dazu eignen sich vor allem Moor-, Essig-, Heilerde- und die verschiedensten natürlichen Kräuterbäder (z.B. aus Melisse, Heublumen oder Rosmarin) sowie tägliche Spaziergänge in sauberer und frischer Luft.
Da natürliches Quellwasser ohne Kohlensäure die Körper- und Zellsäfte gründlich reinigt und unterstützend im biologischen Gleichgewicht hält, empfiehlt es sich, ca. dreimal täglich während des Tages auf leeren Magen ein Glas Wasser (0,2 l) zu trinken, eventuell mit den Zusätzen unter obigem Punkt zwei des Vorschlags II.

Das symbiosefreundliche Frühstück

Das qualitativ gesunde und symbiosefreundliche Frühstück sollte ein fester Bestandteil der täglichen Ernährung sein und sich innerhalb einer wertvollen Nahrungsordnung bewegen. Gerade am Morgen legt man die Saat für einen guten Tag. Deshalb sollte man sich durch rechtzeitiges Aufstehen mit Freude um einen positiven Start bemühen. Ein gesundes Frühstück bietet aufgrund seiner individuellen Zubereitung und Zusammensetzung:

1. Wertvolle Aufbau-, Vitalstoffe für Zellen, Nerven- und Hormonsystem
2. Unterstützung der Entschlackung des Darmes
3. Förderung der Stoffwechseltätigkeit, des biologischen Gleichgewichtes in den Körpersäften sowie der Regeneration des Verdauungssystems
4. Unterstützung der Ansiedlung positiver Mikroorganismen im Darm
5. Stärkung des darmspezifischen Immunsystems

Wesentlich ist, daß alle Hauptmahlzeiten während des Tages nicht nach starren und fest eingefahrenen Gewohnheiten oder Prinzipien ablaufen, sondern nach innerem Gefühl und Verlangen durchgeführt werden. Dies gilt in ganz besonderem Maße für das Frühstück, dem schon unter der Prämisse eines energiereichen, positiven Tagesbeginns ein hoher Stellenwert zukommen sollte. Um auf diese individuellen Situationen präziser eingehen zu können, werden im Folgenden drei verschiedene Möglichkeiten von gesundheitsfördernden Frühstücksvarianten angeboten.Wer sich Gesundheit, Jugendlichkeit, Vitalität und Leistungsfähigkeit bis ins hohe Alter sichern möchte, sollte sich täglich um ein erstklassiges, gut verträgliches und vor allem symbiosefreundliches Frühstück bemühen.

1. Variante
Abwechselnd je nach Verlangen entweder sehr schonend gequollene Hirse, Vollwertreis, Gerste, Hafer, Quinoa oder Amaranth. Gerste und Hafer vor der Zubereitung mittelgrob schroten. **Man verwende jeweils nur eine Getreideart.** Dazu entweder Apfel-, Birnen- oder Pflaumenkompott (ohne Haut) und/oder ein kleines Glas der sehr wertvollen Mandel-, Sesam-, Haselnuß- oder Kürbiskernmilch. Alternativ zu diesen Milcharten paßt zu Hirse und Vollwertreis nach Empfinden auch frisch gepreßter Karottensaft.

2. Variante
Sauermilchjoghurt oder Quark nach Empfinden mit L(+) Milchsäure aus Bioghurt-, Biogarde- und Sanoghurtkulturen bzw. mit den physiologischen Acidophilus- und Bifidusbakterien. Dazu Apfel-, Birnen- oder Pflaumenkompott oder sehr gut ausgereiftes, fein geschnittenes Obst. In diese Frühstücksva-

riante kann man zudem (nach Absprache mit einem ganzheitlich orientierten Heilpraktiker oder Arzt) den Inhalt einer Kapsel Omniflora N, 1/2 Teel. Eugalan forte oder Eugalan BAP und eine Kapsel Bactisubtil geben. Diese Heilmittel enthalten physiologische Bakterien, die Darm- und Immunsystem regenerieren. Bei verbleibendem Hunger kann zusätzlich noch salzarmes Knäckebrot mit Sauerrahmbutter (sollte Biogardekulturen enthalten), etwas Naturkäse oder Quark mit Frischkräutern verwendet werden.

3. Variante

Besonders zur warmen Jahreszeit gelegentlich und nach Empfinden verschiedene, sehr gut ausgereifte Obstarten abgeschält und fein aufgeschnitten. Auf Wunsch mit Sauermilch, MINAKTIV und den physiologischen Darmbakterien anrichten.

Übersichts- und Ordnungstabelle zum Frühstück

Möglichkeiten	**Apfel-und Birnenkompott**	**Pflanzenmilch** (Sesam-, Mandel-, Haselnuß-, Kürbiskernmilch)	**Pflaumen-kompott**
Hirse bzw. Vollwertreis	x	x	x
Hafer bzw. Gerste	x	x	
Quinoa bzw. Amaranth	x	x	x
Sauermilch, Quark usw. mit L(+) Milchsäure	x		x
Frühstücksbeigaben	MINAKTIV, wenig eingeweichtes Trockenobst, physiologische Darmbakterien und Weizenkleie (besonders zu Milchprodukten), Zimt, Bourbon-Vanille		

Hinweis: Man verwende stets nur eine Getreideart während einer Frühstücksmahlzeit!

Frühstücksbeigabe:

Als Beigabe zu den verschiedenen Varianten können abwechselnd je nach persönlichem Bedarf noch folgende gesundheitsfördernde Nahrungsergänzungen und Verfeinerungen verwendet werden:
ein knapper Teel. MINAKTIV (täglich bis zweitägig), über Nacht eingeweichtes Trockenobst aus Aprikose, Pflaume oder Datteln in kleiner Menge, 1/2 Teelöffel Weizenkleie. Mit etwas Zimt oder echter Vanille kann man zum Schluß das gesundheits- und symbiosefördernde Müsli verfeinern.

Wertvolle Energiespender und Schlankmacher während des Tages

Häufig verspürt man vormittags oder auch nachmittags ein "Energietief". Wie schnell bringt dann der Griff zu einem energiespendenden Snack vermeintliche Kraft! Allerdings sei hier Vorsicht geboten. Denn gewohnheitsmäßig und regelmäßig verzehrte, feste Zwischenmahlzeiten setzen im Verdauungsapparat einen Mechanismus in Gang, der alle Steuer- und Resorptionsprozesse irritieren kann. Jede feste Nahrungsaufnahme zwischen zwei Hauptmahlzeiten erfordert einen Verdauungsmechanismus. Der Magen bearbeitet die Nahrungsbestandteile der vorausgehenden Hauptmahlzeit ganz präzise. Dies ist meist auch vier bis fünf Stunden nach der Nahrungsaufnahme der Fall. Um die frisch angekommene Nahrung dem vorhandenen Nahrungsbrei anzupassen, reagiert der Magen nun mit überschießender Säure- und Fermentproduktion. Sobald er die Verdauung der eingenommenen Hauptmahlzeit abgeschlossen hat, gibt er meist diesen fertigen Nahrungsbrei zusammen mit der noch relativ unverdauten und unvorbereiteten Zwischenmahlzeit und der überschüssigen Säure weiter in den Zwölffingerdarm ab. Nach Durchlauf desselben kommt es im Dünndarm - wenn feste Zwischenmahlzeiten regelmäßig eingenommen werden- aufgrund von ständig überschüssiger Säure und unvorbereiteten Nahrungsbestandteilen zu Reizungen auf der Darmoberfläche (Mikrovilli = Kontaktplasma zwischen Darmschleimhaut und Blut) und folglich zu Resorptionsstörungen. Das bedeutet, als letzte Folgewirkung eingenommener Zwischenmahlzeiten können im Körper Mangelerscheinungen entstehen. Energietiefs werden sich dann vermehrt einstellen! **Letztlich ist also die Entscheidung für eine Zwischenmahlzeit in flüssiger Darreichungsform eine optimale Lösung für den Organismus.** Sie vermag ihm rasch alle nötigen Vitalstoffe zuzuführen, ohne die geordnet ablaufende Verdauungsarbeit zu irritieren. Folgende, die präzise Steuerung des Organismus unterstützende Zwischengetränke sind zu bevorzugen:

- Verschiedene frisch gepreßte, zellulosefreie Gemüsesäfte
- Milchsaure Gemüsesäfte, z.B.Karottten- oder Sauerkrautsaft
- Mandel-, Sesam-, Haselnuß- oder Kürbiskernmilch mit etwas Honig
- Grüne Kräutergetränke, stilles Heil- und Quellwasser

Das wertvolle Mittagessen

Beim Mittagessen sollte der Wunsch und das tägliche Bemühen um eine hochwertige sowie symbiosefreundliche Ernährung im Vordergrund stehen.

1. Vor dem Essen
Etwa 15-20 Minuten vor der Hauptmahlzeit empfiehlt es sich, je nach persönlichem Verlangen ein kleines Glas eines der folgenden Gesundheitsgetränke zur milden Stimulierung der Verdauungsdrüsen sowie zur unterstützenden Zell- und Gehirnregeneration zu sich zu nehmen:

- Entweder einen milchsauren Gemüsesaft (z.B. Sauerkrautsaft) oder
- einen frisch gepreßten Karottensaft (auf Wunsch mit einer halben bis ganzen Zehe Knoblauch) oder
- oder ein grünes Kräutergetränk (vgl S.52ff)
- oder ein Glas stilles Quell- Heilwasser. Durst löscht man vor dem Essen.

2. Vorspeise
Man sollte als Vorspeise einen kleinen harmonisch zusammengestellten Rohkostteller (grüne Blätter fein aufgeschnitten und Wurzelgemüse sehr fein aufgeraspelt) gut gekaut und eingespeichelt verzehren. Dieser sorgt für das nötige biologische Gleichgewicht der Körpersäfte und regt durch seine Bitterstoffe die Fermentproduktion an. Die Zubereitung wird von jeder Person bei Tisch individuell vorgenommen. Über den Rohkostsalat kann man nach Verlangen entweder feingemahlene Kürbiskerne, Sesamsamen, Mandeln (ohne Haut) oder Mungobohnen- bzw. Luzernekeimlinge geben. Diese sehr wertvollen Lebensmittel enthalten Zellkernfaktoren und unterstützen dadurch den Neuaufbau der Körperzellen.

3. Hauptmahlzeit
Zwischen der Vorspeise und dem Hauptgericht empfiehlt es sich, ca. 5 Minuten Essenspause einzulegen. Die eigentliche Hauptmahlzeit sollte man individuell und abwechslungsreich nach folgenden Empfehlungen gestalten:

- Hirse, Vollwertreis, Gerste (geschrotet), Quinoa, Amaranth, Hafer (geschrotet) oder Dinkel (geschrotet) mit den verschiedensten Gemüsearten.
- Gemüsesuppe, Gemüseplatte, Kartoffeln, Süßkartoffeln oder Topinambur mit Gemüse, Getreidesuppe mit Gemüse.
- Eintopf aus Hülsenfrüchten wie z.B. aus Kichererbsen, Linsen und Bohnen mit leicht verdaulichen Gemüsearten. Bei Neigung zu Verdauungsstörungen sollte man die Hülsenfrüchte in einem Mixer pürieren.

- Zur besseren Aufspaltung, Auswertung und Aufnahme der einzelnen Bau-, Brenn- und Vitalstoffe empfiehlt es sich, natürliche Enzyme einzunehmen(vgl. S. 161ff).
- Gelegentlich eine spezielle Obstmahlzeit, jedoch nur aus reifen Früchten.
- Vollwertreis mit gedünstetem Obst.
- Einmal wöchentlich ein Gericht aus Hartweizengrieß, z.B. original italienische Spaghetti ohne Eier, um das gesamte Verdauungssystem von abgelagerten Schlacken sanft und unterstützend zu reinigen. Zubereitung: Spaghetti mit Sauerrahmbutter oder "nativem Olivenöl extra" , frisch gepreßtem Knoblauch, frischen Kräutern, z.B. Basilikum, etwas Bio-Tamari Sojasoße und etwas frisch geriebenem Parmesankäse darübergestreut.
- Auch der vorher beschriebene Rohkostteller kann mit einer kleinen Menge Naturkäse und etwas Knäcke- oder abgelagertem Vollkornbrot und Sauerrahmbutter besonders in der warmen Jahreszeit eine erfrischende und vor allem sehr gesunde Mittags-Hauptmahlzeit sein.

Die verdauungsfördernden Hinweise im Kapitel "Dünstgemüsc-Archiv" und "Symbiosefreundliche Getreidezubereitung" sind eine wertvolle Hilfe.

Im letzten Kapitel finden Sie 21 pikante und symbiosefreundliche Rezepte

4. Nachtisch
Nur nach persönlichem Verlangen empfehlenswerte Nachspeisen mit verdauungsfreundlicher und darmregenerierender Wirkung:

- Schonend gedünstetes Kompott bestehend entweder aus Äpfeln, Birnen, Pflaumen, Aprikosen oder Pfirsichen, oder gut ausgereiftes Obst. Zur ständigen unterstützenden Regeneration der Dünn- und Dickdarmflora gibt man auf Verlangen den Inhalt einer Kapsel Omniflora N (kann auch auf 2 Portionen verteilt werden) und eine Messerspitze Eugalan forte dazu.
- Bei Verträglichkeit etwas Quark mit Biogarde-, Bioghurt- oder Sanoghurtkulturen gedünstetem Obst und den beschriebenen Mikroorganismen.
- Ausgereifte milde Ananas (fördert die Eiweißaufspaltung).
- Reife Papaya (fördert die Eiweiß- und Kohlenhydrataufspaltung).
- Zum Süßen verwendet man eingeweichte oder mitgedünstete Trockenfrüchte wie z.B. Pflaumen, Aprikosen, Datteln oder Rosinen.

Leicht süßliche Nachspeisen passen gut nach kohlenhydratreichen Mahlzeiten, während leicht säuerliche Nachspeisen nach eiweißreichen Mahlzeiten zu empfehlen sind. Obstnachspeisen bis ca. 30 Minuten nach einer Hauptmahlzeit einnehmen.

Das bekömmliche Abendessen

Neben dem wertvollen Mittagessen ist gerade auch das Abendessen für die Gesundheit des Menschen wichtiger und entscheidender als man vielleicht annimmt. Es spielt dabei eine wesentliche Rolle, ob der Organismus mit einer Nahrung, die überwiegend Gärungs- und Fäulnisgifte hinterläßt, belastet wird oder ob er von diesen krankmachenden Stoffwechselgiften verschont bleibt.

Eine optimale Entschlackung und Regeneration der Körper- und Gehirnzellen kann während der Nacht nur stattfinden, wenn man als Abendmahlzeit eine bekömmliche, wertvolle und leicht verdauliche Kost zu sich nimmt und dabei die für die Regeneration nötigen qualitativ hochwertigen Stärkemahlzeiten bevorzugt. Außerdem fördert ein täglich rechtzeitiges Zubettgehen vor Mitternacht (ca. 21.30 Uhr) die Regeneration entscheidend. Deshalb ist es ratsam, zur Abendmahlzeit kleinere Portionen zu essen. Schwerer verdauliche Speisen wie Käse oder Rohkost in Form von Gemüse und Obst sollten ebenfalls nur in kleinsten Mengen verzehrt bzw. bei Verdauungsschwäche bis zur Ausheilung abends ganz gemieden werden.

1. Vor dem Essen

Ca. 15-20 Minuten vor dem Abendessen nach Empfinden ein Gesundheitsgetränk. Siehe hierzu Punkt 1 im Kapitel "Das wertvolle Mittagessen".

2. Abendmahlzeit

Es ist wichtig, qualitativ gute und leicht auswertbare Speisen in mäßigen Mengen zu verzehren, wie z.B.

- Topinambur, Süßkartoffeln oder Kartoffeln mit und ohne Gemüse
- Gemüsesuppe, Getreidesuppe
- Gedünstete oder pürierte Gemüsespeisen
- Blumenkohl mit etwas Parmesankäse als gut verwertbare Stärke- und Vitamin K-Quelle
- Vollwertreis oder Hirse mit Gemüse
- Getreide in kleinen Portionen kombiniert mit Gemüse, wie z.B. Gerste, Hafer, Dinkel, Grünkern (fein bis mittelgrob geschrotet) oder Buchweizen, jedoch verdauungsfreundlich durch schonendes Quellen zubereitet.
- Gelegentlich bei guter Verdauungsleistung kleine Mengen von mildem Naturkäse oder fein geraspeltem Rohgemüse. Grüner Blattsalat in Maßen wird bei intensivem Kauen am Abend gut verdaut und ausgewertet.
- Einmal wöchentlich ein Gericht aus Hartweizengrieß, wie z.B. italienische Spaghetti.

- Als Brot steht salzarmes Knäckebrot und in kleinen Mengen abgelagertes, fein- bis mittelgrobes, salzarmes Vollkornbrot zur Verfügung.
- Natürliche Enzyme zur Abendmahlzeit unterstützen Aufspaltung, Resorption und Auswertung der einzelnen Vital- und Aufbaustoffe, fördern die Regeneration der Körper- und Gehirnzellen und bremsen den physiologischen Alterungsprozeß.

3. Getränke

Als empfehlenswerte Getränke stehen Tee, Heil- und Quellwasser sowie bei sehr guter Leberfunktion kleinste Mengen Bier oder 1/8 Liter qualitativ sehr guter Wein zur Auswahl. Den Durst löscht man vor den Mahlzeiten, während man beim Essen nichts oder nur sehr wenig trinkt.

Weitere Hinweise:

Wertvolle Kohlenhydrate am Abend unterstützen die positiven Mikroorganismen in ihrer physiologischen Milchsäureproduktion im Darm. Diese stellt eine Art Energiesubstanz dar und optimiert die präzisen Funktionsabläufe im Verdauungsbereich.

Im letzten Kapitel befinden sich 21 pikante und symbiosefreundliche Rezepte zur unterstützenden Regeneration der Darmflora.

Um Zähne, Zahnfleisch und Mundschleimhaut vor übermäßigem Bakterienbefall durch Nahrungsreste zu schützen, sollte man nach jeder Mahlzeit Zähne und Zahnfleisch reinigen bzw. gründlich spülen. Das gilt besonders nach süßen und kohlenhydratreichen Mahlzeiten. Alle 4-6 Wochen empfiehlt es sich deshalb, aus hygienischen und gesundheitlichen Gründen die Zahnbürste zu wechseln.

Der Darm - das Tor zur Gesundheit

"Im Darm sitzt der Tod oder das vitale Leben"
und
"Der Darm ist der Vater der Trübsal".

Diese jahrtausendealten Erfahrungen haben gerade in der heutigen Zeit eine präzise Gültigkeit, denn ein optimal funktionierendes Verdauungssystem ist in der Tat der sichere Schlüssel zu Vitalität und Wohlergehen des gesamten Organismus, einschließlich von Gehirn, Nerven- und Hormonsystem.

Der Darm (Bild 5) ist sozusagen das große Tor im Körper, in dem über stabile Gesundheit oder Degeneration und Krankheit entschieden wird. 95 Prozent aller akuten und vor allem chronischen Krankheiten im Organismus werden direkt oder indirekt mit einer gestörten dysbiotischen Darmflora in Zusammenhang gebracht. Die gesunde Darmschleimhaut als der optimale Nährboden mit den darauf angesiedelten physiologischen Mikroorganismen ist die eigentliche Barriere, die ein Eindringen von laufend anfallenden toxischen Stoffwechselprodukten und Fremdstoffen in das Innenleben des Organismus verhindern kann. Vor allem die körperfreundlichen Darmsymbionten wie Lactobacillus gasseri und Bifidobakterium longum dienen als sogenannter Schutzfaktor zur Gesunderhaltung des gesamten Dünn- und Dickdarmbereiches. Sie sind somit für das gesamte körperliche und seelische Wohlbefinden unentbehrlich. Diese Mikroorganismen schützen Leber, Pankreas, Galle und das übrige Verdauungssystem vor krankmachenden Fäulnis- und Gärungsgiften. Der Stoffwechsel funktioniert durch ihre reichliche Anwesenheit wesentlich präziser, was die Aufspaltung, Resorption, Auswertung und Kodierung sämtlicher Vital- und Aufbaustoffe sehr begünstigt. Unter idealen Bedingungen findet man insgesamt 500 bis 800 Milliarden Mikroorganismen in einem Gramm Darminhalt. Ein einziger Symbiont kann sich z.B. unter äußerst günstigen Wachstumsbedingungen in 11 Stunden auf 5 Milliarden Mikroorganismen vermehren.

Diese für das Wohlergehen des Menschen unentbehrlichen Darmspezialisten (vor allem Bifidobakterium longum) fördern unter guten Voraussetzungen desweiteren wesentliche biochemische Funktionsprozesse im Dünn- und Dickdarmbereich wie z.B. Bildung von bis zu zehn verschiedenen Vitaminen (Vitamin B12, Biotin, Folsäure, Pantothensäure, Vorstufe Vitamin K usw.), stimulieren u.a. die Enzymprozesse, entlasten das Immunsystem und unterdrücken das Wachstum krankheitsfördernder Bakterien und Viren. Bifidobakterien haben in Verbindung mit Lactobacillus gasseri eine Schlüsselrolle im

Organismus, denn sie können nicht nur im Darm, sondern auch über den Blutweg im gesamten Körper und im Gehirn ihre lebenswichtigen Aufgaben erfüllen. Im Gehirn, Zell-, Nerven- und Hormonsystem können sie sozusagen übergeordnete Kontroll-, Regulations- und Reparaturaufgaben vollbringen und praktisch an jedem beliebigen Ort im Körper ihre lebenserhaltende Arbeit verrichten.

Außerdem ist das lebenswichtige Verdauungssystem mit einem spezifischen Immunsystem ausgerüstet, sozusagen als doppelter Sicherheitsfaktor, um Stoffwechselgifte, toxische Produkte und Parasiten am lebensgefährlichen Eindringen über die Darmwand in die freie Blut- und Lymphbahn zu hindern. Dieses darmspezifische Immunsystem vermag außerdem bereits in die Blutbahn eingedrungene Toxine noch zu eliminieren, falls diese nicht in zu konzentrierter Form vorliegen. Denn wenn jene Krankheitsverursacher einmal ungehindert die Darmwand passieren können, hat dies für die intra- und extrazellulären Körperflüssigkeiten sowie in der Folge für die präzise Funktionsfähigkeit aller Körper- und Gehirnzellen fatale Folgen.

Durch denaturierte, unbiologische Nahrungs- und Genußmittel kommt es Schritt für Schritt zur sicheren Degeneration des hochempfindlichen Schleimhautmilieus im Dünn- und Dickdarm. Der Schlüssel (zellfunktionsstörende Nahrung) paßt nun nicht mehr zum hochkomplizierten Schloß (Stoffwechselpräzision, Zell- und Organsysteme). Durch diese schleichende ernährungsbedingte Toxämie (Vergiftung) wird die fördernde Lebensgemeinschaft zwischen Mensch und physiologischen Mikroorganismen gestört bzw. auf Dauer zerstört und den krankheitsfördernden Bakterien und Parasiten (auch Canditapilzen) Tür und Tor geöffnet. In der weiteren Folge wird das darmspezifische Immunsystem überlastet, und so ist es für die Stoffwechselgifte und Toxine nur noch eine Frage der Zeit, bis sie in die Blutbahn gelangen und von dort aus jede Zelle und jedes Organ im Organismus erreichen und in ihrer physiologischen Funktionsfähigkeit stören bzw. auf Dauer schwer schädigen können. Der einst sichere Schutzfaktor "gesunde Darmschleimhaut mit den physiologischen Mikroorganismen" kann nun seine lebens- und gesunderhaltende Aufgabe nicht mehr zuverlässig erfüllen. So kann sich der Darm zu einer heimtückischen Brutstätte für Krankheit und Leid entwickeln, da sich vermehrt negative und krankmachende Parasiten über das Blut- und Lymphsystem im Organismus ausbreiten können. Die große Gefahr ist hierbei, daß sich die ernährungsbedingte Vergiftung (Toxämie) im Verdauungssystem am Anfang schleichend und fast unbemerkt vollzieht. So wird der Beginn vieler Krankheiten eingeleitet, längst bevor dies der Mensch bewußt sieht oder spürt. Siehe hierzu auch ausführliches Kapitel "Welche Nahrungsmittel fördern Krankheit, Übergewicht und den vorzeitigen Alterungsprozeß?".

Wenn sich jedoch der Darm bis ins hohe Lebensalter wieder zu einer sicheren Quelle der Gesundheit und Vitalität entwickeln soll, ist ein ganzheitlicher Sanierungs- und Regenerationsprozeß durchzuführen, der vom einzelnen Menschen große Selbstverantwortung fordert. Nachfolgende Ausführungen dienen dazu, die präzisen Funktions- und Steuerprozesse im hochkomplizierten Verdauungssystem (dem Tor zur Gesundheit) und übrigen Zellenstaat Körper wiederherzustellen bzw. auf Dauer zu stabilisieren.

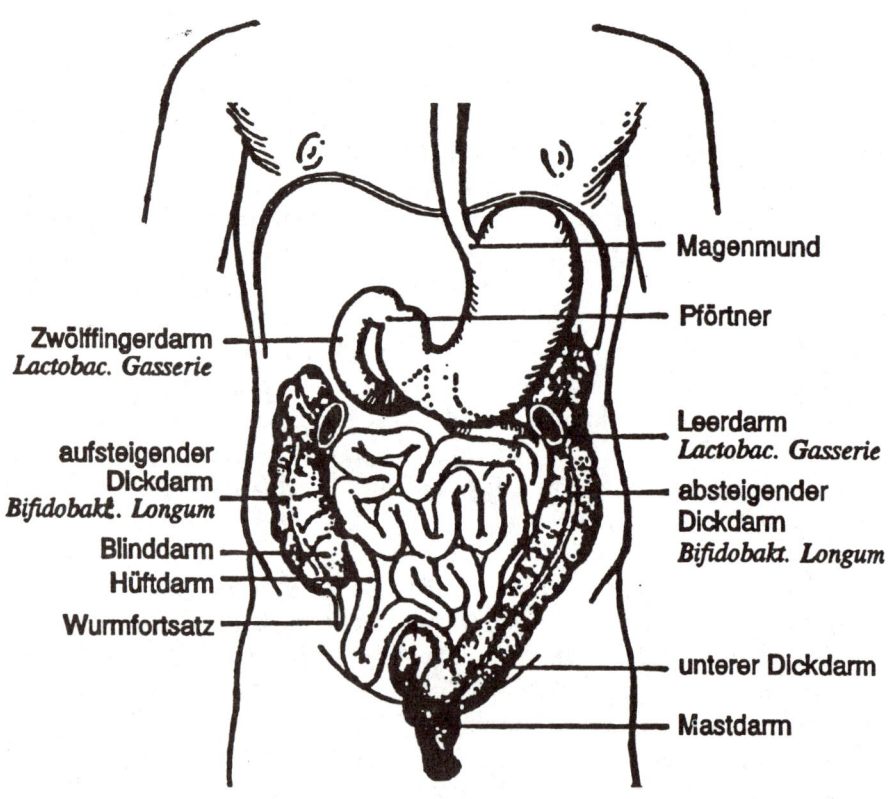

Zwölffingerdarm
Lactobac. Gasserie

aufsteigender
Dickdarm
Bifidobakt. Longum

Blinddarm
Hüftdarm
Wurmfortsatz

Magenmund

Pförtner

Leerdarm
Lactobac. Gasserie

absteigender
Dickdarm
Bifidobakt. Longum

unterer Dickdarm

Mastdarm

Bild 5: Der Magen-Darm-Kanal

Regeneration der Darmflora durch eine ganzheitliche Symbioselenkung nach neuesten Erkenntnissen

1. Stoppen des Degenerationsprozesses
der milieugeschädigten Darmflora durch konsequentes Ausschalten aller schleimhautstörenden Nahrungs- und Genußmittel. Dies entzieht Schritt für Schritt den negativen Bakterien und Parasiten den Nährboden.

2. Aufbau eines gesunden Nährbodens
für die körperfreundlichen Mikroorganismen durch eine konsequente stoffwechsel- und symbiosefreundliche Ernährungs-, Trink- und Lebensweise, wie im gesamten Buch beschrieben.

3. Neuansiedlung physiologischer Darmsymbionten
durch die tägliche Zufuhr von Lactobacillus gasseri (früher L. Acidophilus) und Bifidobakterium longum (früher L. Bifidus) mit ganz speziellen physiologischen Mikroorganismen (vorzugsweise entweder mit Eugalan forte LC oder Eugalan BAP oder Acidophilus Jura oder Acidobif oder Omniflora N-Kapseln). Diese Präparate garantieren eine möglichst hohe Lebendkeimzahl, was vor allem bei der Ansiedlung der anaeroben, sauerstoffempfindlichen, jedoch überaus wichtigen Bifidobakterien entscheidend ist.

Dosierung: Nach Anweisung des Herstellers. Bei Neigung zu Blähungserscheinungen die Dosis reduzieren.

Erhaltungsdosis: Ca. drei bis sechs Monate lang diese Mikroorganismen vor oder zum symbiosefreundlichen Frühstück. Wer bis ins hohe Alter gesund, vital und leistungsfähig bleiben möchte, sollte diese für die Gesundheit so entscheidenden natürlichen Darmsymbionten dem Zellenstaat Körper nahezu täglich, mindestens jedoch jeden zweiten Tag zuführen.

4. Zusätzliche symbiose- und heilungsfördernde Maßnahmen:

- Tägliche morgendliche Reinigung des Verdauungssystems von angefallenen Stoffwechselschlacken (siehe hierzu Kapitel "Wie die tägliche Entschlackung Körper und Gehirn jung erhält").
- Unterstützender Aufbau der Magen- und Darmschleimhaut mit einer Tasse Leinsamenschleim, rechtzeitig vor dem Frühstück. Leinsamenschleim ist in seiner physiologischen Zusammensetzung der Darmschleimhaut ähnlich.
- Die Leber als zentrales Entgiftungsorgan muß in das Blut übergetretene darmspezifische Toxine und Gifte zusätzlich mit abbauen. Deshalb un-

terstützt man die Entgiftungsfunktion und den meist überforderten Leberstoffwechsel z.B. mit einem alkoholfreien Pflanzenpreßsaft aus Löwenzahn oder Artischocke (am besten abwechselnd) aus dem Reformhaus oder der Apotheke. Zweimal täglich einen Eßlöffel in ein kleines Glas Wasser geben und vor dem Mittag- und Abendessen über einen längeren Zeitraum trinken.

• Zur Stimulierung des darmspezifischen und übrigen körperinternen Immunsystems und zum Abbau von Entzündungen ist die Zuführung des körpereigenen Bacillus subtilis (Bactisubtil o.ä.) empfehlenswert.
Dosierung: morgens vor oder zum symbiosefreundlichen Frühstück über einen längeren Zeitraum je nach Schweregrad täglich bis zweitägig eine Kapsel oder den Inhalt davon.

• Saubere Luft enthält Grundformen von menschlichen Symbionten. Deshalb unterstützen Spaziergänge und Wanderungen (im Herbst, nach Regentagen sowie nach der Heuernte) in sauberer Wald-, Laubwald-, Wiesen-, Berg-, See- oder Meeresluft die Ansiedlung dieser gesundheitsfördernden Mikroorganismen im gesamten Organismus.

• Zudem unterstützt ein tägliches Glas milchsaurer Gemüsesaft (vorzugsweise Sauerkraut-, Karotten- oder Rote-Bete-Saft) zwischen zwei Hauptmahlzeiten die physiologischen Funktions- und Mikroprozesse im Verdauungssystem.

• Desweiteren empfiehlt es sich zur verbesserten Aufspaltung und Auswertung der zugeführten Lebensmittel bzw. Verhinderung von Fäulnis- und Gärungsgiften, nach Empfinden zum Mittag- und Abendessen natürliche Enzyme zu nehmen (vgl. S.161ff).

Die Symbioselenkung sollte man nach Empfinden in gewissen Zeitabständen in Form der Erhaltungsdosis immer wieder durchführen bzw. beibehalten.

Diese einfache Regenerationsmaßnahme ist für die Gesunderhaltung von Zellen, Darm, Gehirn und Immunsystem bis ins hohe Alter sehr empfehlenswert.

Darmfunktion und seelisches Verhalten

"Willst Du Deinen Körper heilen,
so denke zu allererst an die Seele."
Plato

Bestimmte Verhaltensweisen des Menschen zeigen auf Dauer deutliche funktionsstörende bzw. -fördernde Wirkungen im hochkomplizierten Verdauungssystem. Da die Mikroorganismen ebenso wie die 90 Billionen Körperzellen unter dem ständigen Einfluß der Naturgesetze stehen, ist gerade das persönliche Verhalten ein sehr entscheidender Punkt, den man bei der Wiederherstellung der physiologischen Darmflora berücksichtigen soll. Ein positives wie auch ein störendes Verhalten beeinflussen alle Funktionen im Zellenstaat Körper und Gehirn. Daher ist es im Sinne einer ganzheitlich fortschrittlichen Symbioselenkung sehr wichtig, auch im Bereich des seelischen Verhaltens die natur- und schöpfungsgesetzliche Ordnung und Harmonie zu fördern.

Jeder Mensch hat schon selbst erlebt, wie schnell das persönliche Verhalten Gehirn, Zellen und Organsysteme aus dem Gleichgewicht bringen kann. So können z.B. Aufregung, Auseinandersetzungen, Ärger, Hektik, Angst usw. den Herzschlag um ein Vielfaches erhöhen, den Blutdruck steigern, die Haut auffallend erröten lassen, Denkprozesse reduzieren und Durchfallerscheinungen hervorrufen. Wenn jemand zu seinen Mitmenschen ein auffallend saures (d.h. negatives, lebensfeindliches, angreifendes) Verhalten zeigt, so werden mit Sicherheit über kurz oder lang auch seine Körpersäfte, Zellen, Gelenke und der gesamte Stoffwechsel durch diese übersäuernde Verhaltensweise aus dem biologischen Gleichgewicht gebracht. Doch auch das Gegenteil ist der Fall, wenn man fühlt, wie wohltuend und ausgleichend sich Freude, Geduld, Toleranz und zwischenmenschlicher Frieden auf die Funktionsfähigkeit der Körper- und Gehirnzellen auswirken.

Die nun im Folgenden aufgeführten seelischen Verhaltensweisen können vor allem die naturgesetzlich beeinflußten sensiblen Mikroprozesse sowie die präzise Funktionsfähigkeit im Ferment- und Verdauungssystem auf Dauer sehr fördern aber auch intensiv beeinträchtigen.

Positives symbiosefreundliches Verhalten	Negatives symbiosestörendes Verhalten
Das stete Bemühen, im persönlichen Verhalten innerhalb der Natur- und Schöpfungsordnung zu leben.	Angst in jeder Form und vor wichtigen Entscheidungen, Sorgen, Kummer, gedankliche Zerstreuung und Ablenkung.
Ständiges Bemühen um Konzentration. Jetzt in diesem Augenblick wachsamer werden.	Geiz, Ärger, Groll, Wut, Eifersucht, Erwartungshaltung, nicht vergeben können.
Eine positive, heitere und gottvertrauende Lebenssicht.	Hektik, Druck, Hetze (vor allem während der Mahlzeiten).
Ein tolerantes und symbiosefreundliches Verhalten gegenüber andersdenkenden und -lebenden Menschen und Nationen. Nachsicht und Verständnis für die Lebenseinstellung des Nächsten haben.	Auffallende kritisierende Lebenshaltung (alles stört einen), Bewertungssucht, Sturheit, Widerspruchsgeist, Besserwisserei.
Vollständig vergeben und verzeihen können, nicht nachtragend sein.	Negative Äußerungen und unwesentliches Gerede über die Mitmenschen (=Zeit- und Energieverschwendung).
Das Schöne und Lobenswerte im Mitmenschen erkennen und auch aussprechen (=Wertschätzung).	Auffallend für die Mitmenschen denken und sich ständig störend in deren persönliche Lebensbereiche einmischen.
Mut und Selbstvertrauen haben, das zu tun, was man wirklich innerlich empfindet, ohne jedoch die Mitmenschen dabei zu verletzen oder zu kränken.	Bewußt/unbewußt gegen seine inneren Empfindungen und Gefühle handeln. Dies führt immer zu Leid, Krankheit und anderweitigen Lebensproblemen.
Mut haben, das zu essen und zu trinken, was wirklich gesund und symbiosefreundlich ist.	Das Nervensystem, die Energie und wertvolle Zeit der Mitmenschen nicht mit sorgenerfüllenden Gesprächsthemen und anderweitigen negativen und unwesentlichen Dingen strapazieren. Dies zerstört die gegenseitigen guten Gefühle.
Freude, Liebe, Wachsamkeit und inneren Seelenfrieden als wichtigste Grundlage eines gesunden, glücklichen und erfüllten Lebens erkennen.	

Ein aktuelles Bildungs- und Berufsziel mit großer Zukunft !

Suchen Sie eine neue und sehr sinnvolle Lebensaufgabe im Bereich Gesundheits-, Ernährungs- und Lebensberatung?

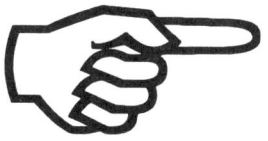

Möchten Sie Menschen ernährungsmedizinisch, körperlich und seelisch helfen, damit diese gesünder und glücklicher werden und bleiben?

Oder möchten Sie sich zum fortschrittlich und ganzheitlich orientierten Therapeuten weiterbilden?

 Wir bieten Ihnen eine umfassende, hochinteressante und kostengünstige Ausbildung nach neuesten ganzheitlichen Erkenntnissen an

Fachausbildung
zum/zur fortschrittlichen

Gesundheits-, Ernährungs- und
Lebensberater/in
mit ärztlicher Fach-Abschlußprüfung

Gerne senden wir Ihnen oder Ihren Bekannten bei Interesse ausführliche Informationen zu.

Bezugsquelle: Institut für Gesundheits- und Ernährungsbildung
Genaue Anschrift siehe Seite 187

Goldene Regeln bei Verdauungsstörungen

1. Essen Sie in Maßen und betreiben Sie keine Völlerei.

2. Nehmen Sie sich Zeit zum Essen und genießen Sie in Dankbarkeit jede symbiose- und gesundheitsfördernde Mahlzeit. Hektik, Hetze und Problemlösungen gehören nicht in die Nähe des Eßtisches.

3. Kauen Sie gründlich und speicheln Sie die Speisen intensiv ein.

4. Essen Sie weder zu heiß noch zu kalt und nicht zuviel durcheinander. Beachten Sie eine Ordnung in der Zusammenstellung.

5. Sprechen Sie nicht während des Kauens, denn man kann im jeweiligen Augenblick nur eine Sache gründlich machen.

6. Trinken Sie nichts oder nur sehr wenig während der Mahlzeiten. Durst löscht man entweder zuvor oder einige Zeit danach.

7. Essen Sie nicht zuviel am Abend und nichts frisch Gebackenes.

8. Achten Sie zu Beginn einer Kostumstellung von normaler Mischkost auf vitalstoffreiche Vollwertkost darauf, mehr schonend gedünstete und weniger rohe Speisen zu verzehren. Dies fördert die Regeneration der Darmschleimhäute und baut die oft unerkannten Schleimhautentzündungen und Reizungen langsam ab.

9. Fördern Sie durch Ihr Eß- und Seelenverhalten das Ansiedeln der gesundheitsfördernden Mikroorganismen im Darm. Meiden Sie deshalb alle symbiosestörenden Nahrungs- und Genußmittel.

10. Als "Zwischenmahlzeiten" eignen sich besonders vitalstoffreiche Getränke.

11. Verwenden Sie bei Neigung zu Schleimhautreizungen und Verdauungsstörungen scharfe Gewürze wie echten Pfeffer oder Peperoncchini nur in kleinen Mengen. Dies gilt auch für scharfen Rettich, Meerrettich und Knoblauch.

12. Bei akuten Magen- und Darmstörungen sollten Sie folgende Lebens- und unterstützenden Heilmittel vorrangig verwenden: Kamillen- oder Fencheltee, spezielle Magen- und Darmteesorten, Leinsamenschleim, Haferschleim, frisch gepreßten Karottensaft, Kartoffelsaft, grünes Getränk aus Löwenzahn, Gemüsesuppe aus pürierten Kartoffeln und Karotten; scho-

nend gequollene Getreide- und Reissuppen mit gut verdaulichem Gemüse. In steigendem Maße je nach individuellem Gesundheitszustand zarte grüne Blattsalate und rohe, sehr fein geraspelte Karotten.

13. Bei Canditapilzbefall des Darmes sollten Sie den Verzehr von leeren Kohlenhydraten, Süßmitteln und sehr süßem Obst stark einschränken. Vermeiden Sie gerade bei diesem Krankheitsbild eine negative Denk-, Sprech- und Lebensweise. Trachten Sie danach, stets das Positive und Gute bei sich und ihren Mitmenschen zu erkennen und zu betonen.

14. Heilkostordnung im Rhythmus des Tagesablaufes bei Enzymstörungen sowie Magen-, Leber-, Darm- und Pankreaserkrankungen. Von Morgens bis zum Nachmittag empfiehlt es sich, bevorzugt wertvolle Eiweiße, Fette, Öle, Frischkost und reifes Obst zu verzehren. Vom späten Nachmittag bis zum frühen Abend sollte man wertvolle und leicht verdauliche Kohlenhydrate, schonend gedünstetes Gemüse oder schonend gequollene Getreidearten mit Gemüse in Maßen verzehren. An rohen Lebensmitteln bevorzugt man am Abend in kleinen Mengen milde grüne Blattsalate und sehr fein aufgeraspelte Karotten. Zur Abendzeit sollten weniger Eiweiße, Fette und Frischkost gegessen werden.

15. Werden Sie nicht zum Ballast für ihre Mitmenschen. Gönnen Sie sich konsequent täglich einige Ruhepausen, um zu Ausgeglichenheit und innerlichem Frieden zu finden. Dies führt zu einem harmonisch funktionierenden Nerven- und Verdauungssystem und gilt in ganz besonderem Maße für Menschen, die an nervösen und funktionellen Magen-Darmstörungen leiden.

16. Haben Sie den Mut, mit Freude nur das zu essen und zu trinken, was wirklich gesund und symbiosefreundlich ist. Ihr Körper und Gehirn werden es Ihnen bis ins hohe Alter tausendmal danken.

Enzyme dienen dem Leben

In jeder Sekunde des Lebens laufen im Körper und Gehirn Billionen von Lebens-, Aufbau-, Umsetzungs-, Funktions-, Steuer- und Reinigungsprozessen ab. Die naturgesetzlich koordinierten Enzyme sind lebenswichtige Biokatalysatoren, die an diesen entscheidenden Vorgängen im Organismus wesentlich beteiligt sind. Sie sind sozusagen eine der tragenden Säulen des Lebens, ohne die das gigantische Schöpfungswerk Körper und Gehirn nicht existieren könnte. Enzyme (auch Fermente genannt) sind Eiweißverbindungen, die bestimmte biochemische Reaktionen im Körper steuern bzw. beschleunigen. Diese gehören wie die Vitamine und Hormone zu den unentbehrlichen lebenswichtigen Steuer- und Wirkungselementen im Zellenstaat. Sie sind an einem präzisen Stoffwechsel, der Atmung, Verdauung, Blutgerinnung, Verbrennung, dem Wachstum, der Zellteilung sowie im Gehirn und an vielen weiteren unzähligen biochemischen Reaktionen maßgeblich beteiligt. Ferner beschleunigen sie den Abbau von Entzündungen und toxischen Stoffwechselsubstanzen, sorgen dafür, daß abgestorbene Körperzellen und Bakterien abtransportiert werden und daß die Fließeigenschaft des Blutes, in den feinsten Kapillaren, aufrechterhalten bleibt. Vermutlich gibt es Tausende verschiedener Enzymarten, die alle ganz spezifische Aufgaben zur Erhaltung des menschlichen Lebens erfüllen.
Eine weitere zentrale Bedeutung haben diese unentbehrlichen Fermente im hochkomplizierten Verdauungssystem. Die Zellen und Drüsen von Mund, Magen, Leber, Galle, Pankreas und Dünndarm produzieren Sekrete, in denen wichtige Enzyme zur präzisen Aufspaltung, Auswertung und Resorption der einzelnen Nahrungsbestandteile enthalten sind. Diese Fermente machen es dem Organismus erst möglich, aus den zugeführten Lebensmitteln Energie, Vital-, Aufbau- und Brennstoffe aufzunehmen. Denn wären keine spezifischen Verdauungsenzyme vorhanden, dann müßte der Mensch trotz guter Ernährung verhungern. Ihrer Arbeit ist es zu verdanken, daß Eiweiße, Kohlenhydrate und Fette in ihre kleinsten Bausteine zerlegt und damit erst resorptionsfähig gemacht werden können. Dabei werden in einem fein abgestimmten Prozeß z.B. Eiweiß zu einzelnen Aminosäuren, Kohlenhydrate zu Glucose und Maltose und Fette zu Glyzerin und Fettsäuren abgebaut und resorbiert.
Auch das seelische Verhalten hat neben einer wertvollen Ernährung bei diesen wichtigen Verdauungsvorgängen eine Schlüsselstellung. Enzyme reagieren entsprechend dem positiven oder negativen Verhalten unterstützend oder degenerierend. Ärger, Hektik, Hetze, Druck, Kritik- und Einmischsucht sowie eine allgemein negative Lebensweise bringen die Magensäurewerte aus dem Gleich-

gewicht. Dadurch kann z.B. die Eiweißvorverdauung im Magensaft nur noch mangelhaft sein, da das vorverdauende Enzym Pepsin kein optimales Funktionsmilieu (pH-Wert 1,5) mehr hat. Dies stört in der Folge auch die endgültige Eiweißaufspaltung im Dünndarm. Ungenügend aufgespaltenes Eiweiß führt wiederum zu gefährlichen Fäulnisprozessen im Dickdarm.

Desweiteren haben die speziellen Verdauungsenzyme antiseptische Eigenschaften, denn sie reinigen den Darm von angefallenen Schlacken und Fäulnisprodukten. Gut ausgewertete Nahrungsmittel hinterlassen wesentlich weniger Gärungs- und Gasbildungen und stellen deshalb für Blut- und Lymphsystem keine ernste Toxingefahr dar. Enzyme arbeiten Hand in Hand mit den lebenswichtigen Mikroorganismen zusammen und sind in Verbindung mit diesen Symbionten nach G. Fraser wesentlich an der Freisetzung und Bereitstellung der Farbschwingungen aus den verschiedenen sonnengereiften Obst-, Gemüse- und Getreidearten beteiligt.

Diese für das Leben so überaus wichtigen Biokatalysatoren sind sehr hitze- und sauerstoffempfindlich. Deshalb sollte die Nahrung erstens sehr schonend gedünstet werden und zweitens auch ausgereifte rohe Kost enthalten. Die naturgesetzlich koordinierten Enzyme sind im wahrsten Sinne des Wortes Zünd- und Wirkelemente des physischen Lebens und haben die einzigartige Fähigkeit, es gesund zu erhalten und unter günstigen Voraussetzungen beträchtlich zu verlängern.

Besonders enzymreiche Lebensmittel sind:

Rohes ausgereiftes Obst, Gemüse, Salate, Keimlinge, Papaya, Ananas und Mango, Buttermilch, frisch gepreßte Gemüsesäfte, milchsaure Gemüsesäfte wie z.B. Sauerkrautsaft, milchsaures Gemüse, grüne Löwenzahngetränke, Zitronensaft, Obst- oder Weinessig und Gewürzkräuter. Diese Lebensmittel können auch die körpereigene Fermentproduktion anregen.

Anwendung:

Es empfiehlt sich bei Neigung zu Verdauungsstörungen und zum Erreichen eines besonders guten Gesundheitszustandes, nach Empfinden während der Mittags- und Abendmahlzeit natürliche Enyzmquellen zu verwenden. Dabei zeigten sich gute Erfahrungen mit gepreßten natürlichen Papayablättern (in Papaya force Tab. oder ähnlichen) und anderweitigen Verdauungshilfen, die in Kombination pflanzliche und pankreatische Enzyme wie Protease, Lipase, Amylase und Cellulase (beispielsweise in Combizym Drag.) enthalten. Zudem verbessern - neben dem gründlichen Kauen - Ruhe, Gelassenheit, Freude und Konzentration vor, während und nach den Mahlzeiten die Aufspaltung und Auswertung der zugeführten Lebensmittel beträchtlich.

Wie erreicht und behält man ein junges Gehirn?

Wer auf Dauer gesund sein und bleiben möchte, muß in erster Linie die biochemischen Funktionsprozesse durch sein Ernährungsverhalten nachhaltig unterstützen. Hier steht man immer wieder vor der Entscheidung, entweder gesundheitsfördernde Lebensmittel oder krankheitsverursachende Nahrungs- und Genußmittel zu verzehren.

Doch der neue Zeitgeist ist sowohl für den aufmerksamen und bewußten Menschen als auch für den ganzheitlich orientierten Therapeuten längst reif, um klar zu erkennen, daß neben einer sehr wertvollen Ernährung auch das seelische Verhalten und die persönliche Lebenseinstellung jede Zelle sowie die präzise Funktionsfähigkeit des lebenswichtigen Gehirns maßgeblich beeinflußen. Vorzeitige cerebrale Gefäßveränderungen, Durchblutungsstörungen, Sauerstoffmangel, Vergeßlichkeit, Senilität, Abgeschlagenheit sowie Energie- und Konzentrationsschwäche haben nicht nur physische, sondern vor allem auch psychische Ursachen.

Die hochkomplizierten Steuerprozesse in den einzelnen Gehirnregionen und Zellsystemen sind nur mit Hilfe von Energie möglich. Ernährung kann die Körperenergie und Regeneration fördern, aber auch belasten und so letztlich wertvolle Aufbauenergie rauben. Je nach seelischem Verhalten kann man ebenfalls Energie, Regeneration und Freude gewinnen, aber auch verlieren.

Deshalb ist es wichtig, sehr wach und aufmerksam durch den Tag zu gehen, um durch sein persönliches Verhalten keine Energie zu verschwenden. Denn dies würde auch gleichzeitig eine Einschränkung des lebenswichtigen Zell- und Gehirnstoffwechsels bedeuten.

Wer vor lauter Ablenkung überwiegend mit belastenden und unwesentlichen Gedanken, Sorgen, Groll, Ärger, Sturheit, Eifersucht, Kritik- und Bewertungssucht, Hektik, Angst, Mißtrauen, Zweifel und Pessimismus durch den Tag wandelt, verschwendet im wahrsten Sinne des Wortes wertvollste Lebens- und Regenerationsenergie, die das Gehirn für die vielen Milliarden von Funktions- und Steuerprozessen in jeder Sekunde des Tages dringend benötigt. Zudem verstärken zeit- und energieraubende Verhaltensweisen wie z.B. unwesentliche Gesprächsthemen, Autofahrten, übertriebene Sportarten, belastende Bücher, Zeitschriften, Fernsehprogramme und tägliches spätes Zubettgehen diese degenerierende Wirkung. Die genannten negativen und zeitverschwendenden Verhaltensweisen (seelische Schlacken) hinterlassen im Laufe des Lebens ihre degenerierenden Spuren in den hochempfindlichen Körper- und Gehirnzellen. Dadurch wird in Verbindung mit stoffwechselschädlichen Nahrungs- und Genußmitteln der vorzeitige Senilitäts- und Alterungsprozeß schleichend eingeleitet.

Ein derartiges Leben ist eben mit zuviel Leere und seelischem Ballast überhäuft; **es fehlt der wahre verjüngende Sinn des menschlichen Daseins.** Dieser besteht in dem Bestreben nach ständiger Weiterentwicklung und Verbesserung der Persönlichkeit einschließlich der Charaktereigenschaften, der täglichen konsequenten Optimierung der alles entscheidenden Konzentrationsfähigkeit, Zeit- und Energienutzung, dem steten Verbessern der persönlichen Talente und der Intelligenz sowie der Weiterbildung auf beruflicher Ebene und der in fast jedem Alter noch möglichen Körper- und Gehirnregeneration.

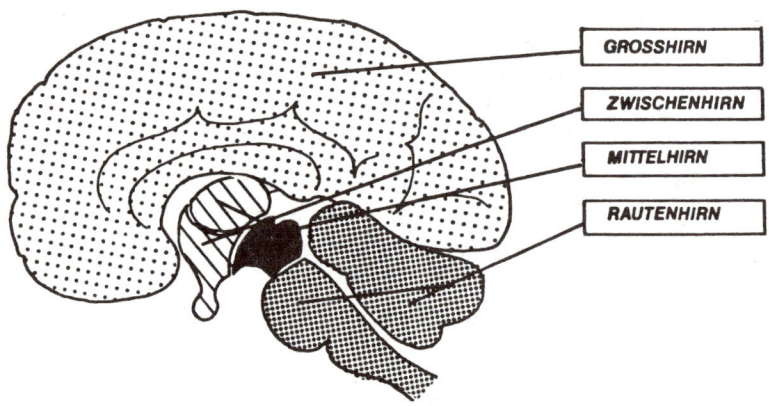

Bild 5: Längsschnitt durch die Mitte des menschlichen Gehirns

Großhirn zuständig für Gedächtnis, Erkennen, Sprechen, Lesen und Schreiben.
Zwischenhirn bestehend aus Thalamus und Hypothalamus, sammelt und filtert Reize, ist an Empfindungen beteiligt, in ihm befindet sich das Schlafzentrum. Reguliert die wichtigsten vegetativen Funktionen wie Atmung, Herztätigkeit, Kreislauf, Wasserhaushalt, Wärmeregulation, Verdauung usw.
Mittelhirn ist beteiligt an optisch-akustischen Reflexen, Pupillenreflex und Funktion der Augenmuskeln.
Rautenhirn bildet den Übergang vom Gehirn zum Rückenmark. Darin liegen die Kerne fast aller Hirnnerven, von wo aus alle lebenswichtigen Organe inneviert werden. Am unteren Ende des Rautenhirns befindet sich das Kleinhirn.

Im Gehirn jung, frisch und elastisch zu bleiben hat letztendlich nichts mit dem Geburtsdatum zu tun. Die Vitalität und Leistungsfähigkeit dieses Hochleistungscomputers (Bild 5), auch heute noch das größte menschliche Geheimnis, hängt in hohem Maße von dem täglichen persönlichen Bemühen und der Energie ab, die aus einem guten seelischen Verhalten und einer sehr gesunden Ernährungs- und Lebensweise fließen. Zudem unterstützen regelmäßig ausreichender Schlaf (ideale Bettgehzeit 21.30) und tägliches frühes Aufstehen am Morgen (unmittelbar nach dem Erwachen um ca. 6.00 Uhr) die optimale Gehirn- und Nervenregeneration. Eine alte Weisheit besagt: Fleiß im guten Sinne bringt reichlich Energie.

Diese tragende Säule ist ein entscheidender Aspekt, wenn Körper- und Gehirnzellen bedeutend länger jung, vital und leistungsfähig bleiben und andererseits die entscheidenden Steuerorgane wie Nerven- und Hormonsystem perfekt und zuverlässig bis ins hohe Alter funktionieren sollen. Innerlich jung sein und bleiben bedeutet in erster Linie das Bemühen um ständige seelische und körperliche Weiterentwicklung. Der Mut, die Fähigkeit einfache Tätigkeiten immer konzentrierter durchführen zu können, die Liebe und Selbstlosigkeit, Geduld, Gelassenheit, Toleranz gegenüber anders Denkenden sowie die Fähigkeit des Vergebens, die Begeisterung für Kunst, Kultur und Gesundheit, das sichere Vertrauen zur Schöpfung und den Naturgesetzen, die strahlende positive Lebenseinstellung, die Wertneutralität, das einfühlsame und offene Herz für alles Schöne und Gute, sowie das Sehnen nach Wahrheit, wertvollen Freundschaftsbeziehungen und effektiver Zeitnutzung halten auf Dauer die Gehirn- und Körperzellen wesentlich länger jung und sind auch noch im Alter von 90 und mehr Jahren ein cerebrales Energie- und Regenerationspotential von unermeßlicher Dimension.

Wer sich also täglich darum bemüht, in Frieden und Harmonie mit seinen Mitmenschen zu leben, wer darüberhinaus die übergeordneten Natur- und Lebensgesetze beachtet, hat es wesentlich leichter und besser im Leben. Er setzt seine zur Verfügung stehende Lebensenergie sinnvoll, effektiv und vor allem aufbauend (durch persönliche Weiterentwicklung) ein. Diese energiefördernden Verhaltensweisen unterstützen alle mikro- und biochemischen Steuer- und Funktionsprozesse in den einzelnen Gehirnregionen sowie im Nerven- und Hormonsystem. Sie sind auch noch im fortgeschrittenen Alter der sichere Garant für die alles entscheidende Präzision im Gehirn, für geistige Spannkraft und Vitalität, gute Durchblutung, optimale Sauerstoffversorgung sowie gutes Konzentrationsvermögen.

Alles Geschehen im Leben ist eben eine gerechte Folge des Naturgesetzes von Ursache und Wirkung, oder wie es so schön im Neuen Testament (Gal. 6/7) heißt:

"Was der Mensch sät, wird er ernten."

21
neue darm-, zell-
und
krebsschützende
Kochrezepte

Zur unterstützenden und ständigen Regeneration
der lebenswichtigen Darmflora und des Lymph-,
Immun- und Zellsystems finden Sie auf den folgenden Seiten 21 neue symbiose- und heilungsfördernde Rezeptvorschläge

Die besondere Zusammenstellung der folgenden Rezeptvorschläge dienen dem ständig nötigen Aufbau der Dünn- und Dickdarmflora, so daß sich die körperfreundlichen Mikroorganismen Lactobacillus gasseri und Bifidobakterium longum wieder vermehrt ansiedeln können. Desweiteren fördern sie die ständig nötige Regeneration des darmspezifischen Lymph- und Immunsystems, sowie der Körper- und Gehirnzellen. Aufgrund der großen Auswahl an Gemüse-, Obst-, Getreide- und Kräuterarten sind individuelle Abweichungen jederzeit möglich, sofern sich alles in einem gesundheitsfördernden Rahmen bewegt.

Die Zutaten für alle symbiosefreundlichen Rezeptvorschläge sind für ca. vier Personen berechnet. Zudem sollen diese gesundheitsfördernden Rezepte eine wertvolle und heilungsfördernde Unterstützung bei einer darmregenerierenden Symbioselenkung sein.

Gewürze - eine wertvolle Verdauungshilfe

Kräuter und Gewürze sind in kleinen Mengen eine ausgezeichnete symbiosefreundliche Verdauungshilfe. Damit die Gerichte einen besonderen Geschmack bekommen, sollte jeder zusätzlich zu den Gewürzvorschlägen der nachfolgenden Rezepte nach seinem persönlichen Empfinden in Maßen würzen.

Pikante frische grüne Kräuter sind:
Petersilie, Basilikum, Dill, Estragon, Bärlauch, Kerbel, Kresse, Zitronenmelisse, Oregano, Majoran, Borretsch, Liebstöckel, Schnittlauch, Ysop und Bohnenkraut.

Diese Kräuter werden kleingehackt, nach Empfinden mit frischem Knoblauch vermischt und zu den einzelnen Menüvorschlägen gereicht.

Wertvolle getrocknete und gemahlene Kräuter sind:
Je 1 Teil Basilikum, Oregano, Rosmarin, Dill, 1/2 Teil Thymian, 1/5 Teil Paprikapulver.

Die Kräuter werden fein gemahlen und miteinander vermischt. Sie erscheinen bei den Rezepten unter "Kräutermischung A".

Als spezielle Empfehlung zu allen Gemüse-, Getreide- und Salatgerichten verleihen sie eine besonders pikante und geschmackliche Note.

Symbiosefreundliche Gemüsesuppe

Die klassische Gemüsesuppe ist eine wohlschmeckende und verdauungsfreundliche Ernährung für den Organismus.

Man verwendet frisches Gemüse der Saison wie z.B. eine Auswahl aus Karotten, Kartoffeln, Sellerie, frische Erbsen, Fenchel, Broccoli, Lauch oder Okra.
Anstelle von Kartoffeln kann auch gelegentlich Hirse oder gequollener Naturreis zur Gemüsesuppe hinzugefügt werden. Während des Garprozesses fügt
man nach Empfinden wertvolle Suppenkräuter wie Petersilie bzw. andere grüne oder getrocknete Kräuter und die wertvollen Blätter des Stangenselleries
hinzu.

Hinweis: Nicht mehr als drei bis vier Gemüsearten verwenden.

Zubereitung:

Gemüse reinigen und kleinschneiden. Entsprechende Menge Wasser kurz zum
Kochen bringen und etwas Gemüse darin auf niedrigster Temperatur ca. 15
Minuten lang garen. Bei einem geschwächten Verdauungs- und Enzymsystem
zerkleinert man anschließend das Gemüse mit einem Mixer oder Pürierstab,
denn in dieser Form können die wertvollen Gemüsearten sehr gut ausgewertet
werden.

Bei Tisch wird diese feine Gemüsesuppe mit frischen oder getrockneten Kräutern, Bio-Tamari Sojasoße und evtl. frisch gepreßtem Knoblauch nach persönlichem Geschmack verfeinert.

Die gesundheitsfördernde Gemüsesuppe unterstützt, ähnlich wie die Gemüseplatte, den ständig notwendigen Regenerationsprozeß im gesamten Verdauungssystem.

Die basische Wirkung der Gemüsebrühe schafft außerdem einen harmonischen
Ausgleich der Körpersäfte und der biologischen Funktionsprozesse im Zellsystem.

**Vermeiden Sie erhitzte Fette, denn diese zerstören Ihre Gesundheit im
Darm, Immunsystem und Gehirn. Alle folgenden Rezepte werden aus diesem Grunde mit unerhitzten Fetten zubereitet.**

Verdauungsfreundliche Getreidesuppe

Sie eignet sich als Mittags- und Abendmahlzeit und ist für den Organismus eine sehr wohltuende, bekömmliche und stärkende Speise.
Für diese Getreidesuppe können alle nachfolgend aufgeführten Getreide- und Gemüsesorten verwendet werden.

Getreide:
Gerste, Hafer, Naturreis, Hirse, Weizen, Dinkel, Grünkern, Quinoa und Amaranth.

Das Getreide (außer Vollwertreis, Hirse, Quinoa und Amaranth) wird fein bis mittelgrob geschrotet und mit einer Auswahl folgender Gemüsesorten kombiniert:

Gemüse:
Karotten, Knollen- oder Stangensellerie, Lauch, Zucchini, Okra, Broccoli, Fenchel, Petersilienwurzeln, Kohlrabi, Peperoni, Pastinaken und Wildkräuter wie z.B. Petersilie, Schnittlauch, Basilikum, Kerbel, Brunnenkresse, Borretsch, Bärlauch oder Dill.

Wichtig:
nicht mehr als zwei bis drei Gemüsesorten zur Getreidesuppe verwenden.

Zubereitung:
Das Getreide wird fein bis mittelgrob geschrotet, denn in dieser Form kann es noch besser ausgewertet werden. Dies gilt ganz besonders bei einem geschwächten Verdauungssystem. Das Gemüse schneidet man fein, Wurzelgemüse kann auch grob oder fein geraspelt werden. Anschließend alles in eine entsprechende Menge heißen Wassers geben, das geschrotete Getreide (ca. 1 Tasse) dazurühren, kurz köcheln und anschließend ca. 10-15 Minuten auf niedrigster Temperatur ausquellen lassen. Bei Tisch kann die Suppe entweder mit getrockneten oder frischen Kräutern oder mit der gemahlenen Kräutermischung A, Bio-Tamari-Sojasoße, nativem Olivenöl extra und nach Empfinden mit etwas frisch gepreßtem Knoblauch verfeinert werden.

Genaue Informationen über die Mengenangaben und Quellzeiten zu den einzelnen Getreidearten siehe im Kapitel "Getreide - ein konzentrierter Energie- und Vitalstoffspender".

Gorgonzolasoße

Zutaten:
1 Scheibe reifer Gorgonzola
Joghurt
1 frische gepreßte Zehe Knoblauch
frisch gemahlener Pfeffer

Gewürze:
etwas Petersilie und Schnittlauch

Zubereitung:
Alle Zutaten im Mixer pürieren und mit den fein gehackten Kräutern abschmecken. Diese Soße wird nicht erhitzt, sondern im kalten Zustand serviert!

Gesundheitswert:
Eleminiert unterstützend negative Viren und Bakterien im Darmbereich

Meerrettichsoße

Zutaten
150 g Magerquark und 1/2 Becher Dickmilch
2 EL frisch geriebener Meerrettich
evtl. etwas gemahlener Pfeffer und Biomaris

1 TL Zitronensaft
4 EL Sonnenblumenöl
etwas frische Kräuter

Zubereitung:
Alle Zutaten werden im Mixer püriert und kalt zu den Gerichten serviert.

Gesundheitswert:
Besitzt eine unterstützende antibakterielle, desinfizierende und durchblutungsfördernde Wirkung im Darmbereich.

Den besonderen Heil- und Gesundheitswert der speziellen darmfreundlichen Rezepte können Sie mit Hilfe folgender Kapitel feststellen:
- **Gemüse als hochwertiges Lebensmittel und unterstützende Heilquelle**
- **Dünstgemüse-Archiv**
- **frische Kräuter und Gewürze stimulieren die Verdauungsprozesse**
- **Getreide - ein konzentrierter Energie- und Vitalstoffspender**

Wirsing mit Karotten und Kartoffeln

Zutaten:

1/2 Kopf Wirsing
4 Karotten
8 Kartoffeln
frisch geriebene Haselnüsse
oder Kürbiskerne

Gewürze:

Kräutermischung A

Zubereitung:

Den Wirsing und die Karotten zusammen mit den Kräutern schonend dünsten, die Kartoffeln dämpfen und pellen. Bei Tisch streut man die gemahlenen Haselnüsse oder Kürbiskerne über das Gemüse und verfeinert es mit Sojasoße und Olivenöl. Dieses Gericht kann man auch mit Süßkartoffeln anrichten.

Hirse mit Tomaten-Zucchinigemüse

Zutaten:

300 g Hirse
5 enthäutete Tomaten
je 1 rote und gelbe Paprika
1 Zucchini
1/2 Zwiebel

Gewürze:

frische grüne Kräuter wie
Basilikum, Thymian
Estragon, Dill oder
Schnittlauch

Zubereitung:

Die gewaschene Hirse gibt man in kochendes Wasser und läßt sie bei niedriger Temperatur 20-30 Minuten lang ausquellen und mengt die kleingehackten Kräuter darunter.

Inzwischen wird das Gemüse zusammen mit den enthäuteten und kleingeschnittenen Tomaten und der halben Zwiebel schonend gedünstet.

Bei Tisch wird dieses Gericht nach Geschmack noch mit den grünen Kräutern, Olivenöl, Tamari Sojasoße und Parmesankäse gewürzt.

Kichererbseneintopf

Zutaten:
250 g Kichererbsen
2 Karotten
1 Fenchel
1 Stange Lauch

Gewürze:
gemahl. Paprika
und Fenchel
frische grüne Kräuter
Kräutermischung A

Zubereitung:
Die Kichererbsen in das kochende Wasser geben und ca. 2,5 Stunden leicht köcheln lassen. Nach Zugabe des kleingeschnittenen Gemüses und der gemahlenen Gewürze wird das Ganze noch ca. 20 Minuten lang fertig gegart. Anschließend 3/4 der gesamten Menge im Mixer verdauungsfreundlich zubereiten (pürieren). Den sämigen Eintopf mit frischen, feingeschnittenen Kräutern servieren.

Nun kann man nach Belieben dieses sehr eiweiß- und vitalstoffreiche Gericht (vorzugsweise zum Mittagessen) bei Tisch mit geriebenem Parmesankäse, Tamari-Sojasoße und Olivenöl verfeinern.

Quinoa mit Karotten und Okra

Zutaten:
1/2 kg Okra
8 Karotten
200 g Quinoa

Gewürze:
frische grüne Kräuter, wie
Basilikum, Schnittlauch,
Petersilie oder Dill

Zubereitung:
Die Karotten in Scheiben schneiden und die Okra (ganz) in wenig Wasser weichdünsten. Den gewaschenen Quinoa gibt man in köchelndes Wasser und läßt ihn ca. 20 Minuten lang bei niedriger Temperatur ausquellen.

Bei Tisch kann man dieses feine Gericht mit etwas gepreßtem Knoblauch, Tamari-Sojasoße, Olivenöl und frischen grünen Kräutern verfeinern.

Bunte Gemüseplatte

Zutaten:
1 großer Broccoli
4-5 Karotten
2 Pastinaken
Gorgonzolasoße

Gewürze:
Kräutermischung A
frische grüne Kräuter

Zubereitung:
Das Gemüse wird einzeln mit der Kräutermischung A "al dente" gegart und bei Tisch mit der feinen Gorgonzolasoße und frischen Kräutern serviert.
Anstelle der Gorgonzolasoße kann man dieses Gemüsegericht auch mit Olivenöl, Tamari-Sojasoße, etwas frisch gepreßtem Knoblauch und fein gehackten grünen Kräutern anrichten.
Die einzelnen Gemüsebeilagen können unter Beachtung einer verdauungsfreundlichen Zusammenstellung nach Belieben abgewandelt bzw. variiert werden.

Rote Bete mit Dillkartoffel und Meerrettichsoße

Zutaten:
4 Rote Bete
8 Kartoffeln
Meerrettichsoße

Gewürze:
frischen oder getrockneten
Dill

Zubereitung:
Die Rote Bete mit der Schale schonend weichdämpfen, abschälen und in feine Scheiben schneiden. Kartoffeln ebenfalls dämpfen, abschälen und mit frischen oder getrocknetem Dill bestreuen.
Zu diesem Gericht reicht man eine pikante Meerrettichsoße, sie verleiht ihm eine besondere Note.

Gemüsespieß und Curryreis

Zutaten:
je 1 rote und gelbe Paprikaschote
1 kleine Aubergine
1 Zucchini
2 Zwiebeln
5 Tomaten
200 g Vollwertreis

Gewürze:
Kräutermischung A
Curry, Paprika,
frische grüne
Kräuter

Zubereitung:
Das Gemüse schneidet man in mittelgroße Stücke und steckt alles bunt gemischt zusammen mit Zwiebelringen auf den Spieß. Darüber streut man etwas Paprika, Curry und gemahlene Gewürze. Nun werden die Gemüsespieße zusammen mit den enthäuteten kleingeschnittenen Tomaten und Zwiebeln gedünstet. Vor dem Servieren passiert man die mitgedünsteten Tomaten und Zwiebeln und reicht sie als Soße zum Gericht. Den gewaschenen Vollwertreis in kochendes Wasser geben und bei niedrigster Temperatur ca. 45 Minuten schonend ausquellen lassen. Kurz vor dem Servieren wird der Reis mit einem Teelöffel Curry vermischt.
Bei Tisch kann das Gericht mit Olivenöl, geriebenem Parmesankäse, Tamari-Sojasoße, etwas Knoblauch und frisch gehackten Kräutern nachgewürzt werden.

Süßkartoffeln mit Gemüse

Zutaten:
4 Süßkartoffeln
evtl. 1 kleine Zucchini
3 Tassen Erbsen
6-8 junge Karotten

Gewürze:
frische grüne Kräuter,
Dill, Basilikum oder
Schnittlauch

Zubereitung:
Die Süßkartoffeln gart man schonend mit der Schale in wenig Wasser ca. 20-30 Minuten je nach Größe.
Das Gemüse klein schneiden und schonend dünsten. Gewürzt wird dieses feine Gericht bei Tisch mit frisch gehackten Kräutern, Tamari-Sojasoße, Olivenöl und evtl. etwas Knoblauch.

Sprießkorngerste mit Karotten-Lauchgemüse

Zutaten:	*Gewürze:*
ca. 250 g geschrotete Gerste	Lorbeerblatt
2 Stangen Lauch	Liebstöckel, Thymian
3 Karotten	und Petersilie
1 Zwiebel (bei Verträglichkeit)	Kräutermischung A

Zubereitung:

Das grob geschrotete Getreide, evtl. die halbierte Zwiebel und das Lorbeerblatt gibt man in kochendes Wasser, läßt es ca. 30 Minuten bei schwacher Hitze schonend ausquellen. Gelegentlich umrühren, damit es nicht anhängt. Die feingeschnittenen Karotten und den Lauch dünstet man in wenig Flüssigkeit.

Vor dem Servieren werden die Zwiebel und das Lorbeerblatt entfernt. Mit frisch gehackten Kräutern, Sojasoße und Olivenöl bei Tisch verfeinern.

Zu diesem Gericht kann man statt Gerste auch sehr gut Quinoa, Amaranth, Dinkel, Grünkern, Weizen oder Vollwertreis verwenden.

Blattspinat mit Kümmelkartoffeln

Zutaten:	*Gewürze:*
1 kg Blattspinat	Gewürzmischung A
ca. 8 Kartoffeln	gemahlener Kümmel

Zubereitung:

Den Spinat etwas zerhacken und mit wenig Flüssigkeit dünsten.

Die Kartoffeln dämpft man mit der Schale, pellt sie ab und würzt mit frisch gemahlenem Kümmel. Bei Tisch kann dieses Gericht mit frisch etwas gepreßtem Knoblauch, Gewürzen, Tamari-Sojasoße und Parmesankäse verfeinert werden.

Zu diesem Gericht paßt statt Blattspinat auch Rosenkohl oder Mangold.

Kürbis-Broccoli-Gemüse

Zutaten
2 große Broccoli
1/2 kleiner Kürbis
6-7 Karotten
3 EL gemahlene Haselnüsse

Gewürze:
frische grüne Kräuter
Basilikum, Petersilie,
Dill oder Schnittlauch

Zubereitung:
Der Kürbis wird abgeschält, in kleine Stücke geschnitten und schonend bei niedriger Temperatur weichgedünstet. Anschließend zerteilt man den Broccoli in kleine Röschen, schält den Stengel ab und entfernt ein Stück vom Ende. In wenig Wasser dünstet man ihn schonend mit den abgeschälten Karotten.
Bei Tisch gibt man über das Gericht fein gehackte frische Kräuter, Olivenöl, Tamari-Sojasoße und frisch geriebene Haselnüsse.

Zucchini gefüllt mit Kurkumareis

Zutaten:
4 Zucchini
1 rote Paprika
1 Tasse junge Erbsen
4-5 Tomaten
200 g Vollwertreis

Gewürze:
frische Kräuter wie z.B.
Dill, Petersilie oder
Basilikum, gem. Kur-
kuma

Zubereitung:
Die Zucchini höhlt man aus und schneidet das Fruchtfleisch in kleine Würfel. Dazu kleingewürfelte Paprika, Erbsen und frische Kräuter geben. Den gewaschenen Naturreis auf niedriger Stufe erst ausquellen lassen und mit 1 TL Kurkuma würzen. Nun vermengt man den Vollwertreis mit dem Gemüse und füllt damit die Zucchini, dünstet diese in enthäuteten Tomaten und etwas frischem Basilikum weich.
Bei Tisch nach Empfinden mit frisch gepreßtem Knoblauch, grünen Kräutern, etwas Olivenöl, Bio-TamariSojasoße und etwas Parmesankäse würzen.

Spargel mit Petersilienkartoffeln

Zutaten:
1 kg frischer Spargel oder Grünspargel
ca. 8 Kartoffeln oder 4 Süßkartoffeln
Sauerrahmbutter

Gewürze:
frische grüne Käuter wie
z.B. Dill, Schnittlauch
oder Petersilie

Zubereitung:
Den Spargel schälen (beim Grünspargel nicht nötig) und in wenig Wasser dünsten.

Die Kartoffeln dämpft man mit der Schale, pellt sie ab und streut fein die gehackte gesunde Petersilie darüber.

Dieses verdauungsfreundliche Gericht wird bei Tisch mit feingehackten frischen Kräutern, Sauerrahmbutterflocken und Tamari-Sojasoße verfeinert.

Knoblauch-Kräuter-Spaghetti

Zutaten:
ital. Spaghetti aus
Weizengrieß ohne Eier
Olivenöl oder Sauerrahmbutter
einige Knoblauchzehen
1/2 Tasse frisch geriebener Parmesankäse

Gewürze:
frische grüne Kräuter
Peperonchini oder
Kräutermischung A

Zubereitung:
Die Spaghetti gibt man in kochendes Wasser und läßt sie ca. 10 Minuten leicht köcheln, bis sie weich sind.

Anschließend das Wasser abgießen und etwas Olivenöl darüber geben, damit sie nicht verkleben.

Bei Tisch kann man sie ganz nach eigenem Empfinden mit frischen oder getrockneten Kräutern, Tamari-Sojasoße, frisch gepreßtem Knoblauch, Sauerrahmbutter oder Olivenöl, etwas Peperonchini oder Kapern und Parmesankäse verfeinern.

Vollwertreis mit Broccoli und Karotten

Zutaten:
200 g Langkornreis
2-3 mittelgroße Broccoli
6-8 Karotten

Gewürze:
frische grüne Kräuter
Kräutermischung A

Zubereitung:
Den gewaschenen Vollwertreis gibt man in kochendes Wasser und läßt ihn ca. 50 Minuten lang bei niedrigster Temperatur schonend ausquellen. Inzwischen schält man die Karotten und den Stengel des Broccoli, schneidet ein Stück vom Ende ab und dünstet das Gemüse mit wenig Flüssigkeit und den gemahlenen Gewürzen schonend weich.

Bei Tisch kann man dieses Gericht mit Tamari-Sojasoße, Olivenöl, frischen grünen Kräutern und geriebenem Parmesankäse verfeinern.

Linseneintopf

Zutaten:
350 g Linsen
2 Karotten
1/2 Lauch
1 Petersilienwurzel

Gewürze:
gemahl. Ingwer
Kräutermischung A
frische grüne Kräuter

Zubereitung:
Die Linsen werden gewaschen und ca 60 Minuten lang gegart. Nach 35 Minuten Garzeit fügt man das geraspelte Gemüse und die Gewürze hinzu.

Bei Tisch kann dieses eiweiß- und eisenhaltige Gericht (vorzugsweise zum Mittagessen) individuell mit etwas Aceto-Sasso (ital. Weinessig), Tamari-Sojasoße, Olivenöl, geriebenem Parmesankäse und frisch gehackten Kräutern gewürzt werden. Bei Verdauungsschwäche sehr gut kauen und bei Bedarf natürliche Enzymquellen verwenden.

Junge Brechbohnen mit Paprikakartoffeln

Zutaten:
ca. 8 Kartoffeln
1 Zwiebel
3-4 enthäutete Tomaten
etwas frische Peperoni
1/2 kg junge Brechbohnen

Gewürze:
gemahl. Paprika
frische grüne Kräuter

Zubereitung:
Geviertelte Kartoffeln mit kleingeschnittenen Zwiebeln und 1-2 EL Paprika in etwas Gemüsebrühe andünsten. Nach 1/4 Std. gibt man die enthäuteten und kleingeschnittenen Tomaten und die gemahlenen Gewürze dazu und gart sie, bis die Kartoffeln weich sind. Die jungen Brechbohnen werden mit etwas frischem Bohnenkraut in wenig Wasser weichgedünstet.
Beim Servieren mit Olivenöl, Tamari und frischen Kräutern würzen.

Blumenkohl mit Avocadosoße

Zutaten:
1 mittelgroßen Blumenkohl
4-6 Karotten

Soße:
1 weiche Avocado
1-2 Zehen Knoblauch
Saft von 3 Karotten
Tamari, 1EL Olivenöl

Zubereitung:
Den gewaschenen Blumenkohl zusammen mit den geschälten, geviertelten Karotten in wenig Wasser schonend weich dünsten.
Kurz vor dem Servieren kann die Soße zubereitet werden. Dazu alle oben erwähnten Zutaten in einen Mixer geben und das Ganze cremig mixen, zum Schluß mit Tamari den Geschmack der Soße abrunden.
Die Soße wird kaltgeschlagen zum Blumenkohlgericht serviert.

Bezugsquellen-Nachweis

Die in diesem ganzheitlich-orientierten Gesundheits- und Ernährungsbuch empfohlenen wertvollen Lebensmittel und Nahrungsergänzungen sind frei von zellstörenden und stoffwechselschädlichen Zusätzen. Sie sind in allen guten Geschäften für gesunde und bewußte Ernährung erhältlich (Hersteller-Hinweis in Klammern).

Apfelmark (Eden)
Agar Agar (Brecht)
Ahornsirup (versch. Hersteller)
Algasan Tabl. (Bioforce)
Artischockensaft (Schoenenberger)
Baldriansaft (dto.)
Bärlauchsaft (dto.)
Bierhefe, flüssig (Dr. Metz)
Biodyn (Scherz/Andechs)
Biomaris Meerestiefwasser (Biomaris)
Bio-Tamari-Sojasoße (Alsitan Lima)
Birkensaft (Schoenenberger)
Birnendicksaft (Lihn, Schneider)
Blütenpollen, mikrofein (Fink)
Breuss Gemüsesaft (Biotta)
Bohnensaft (Schoenenberger)
Brennesselsaft (dto.)
Brunnenkressesaft (dto.)
Ceregran (Metz)
Dillgurken (Eden)
Distelöl (Eden, Dr. Ritter)
Echinaceasaft (Schoenenberger)
Fenchelsaft (Schoenenberger)
Gänsefingerkrautsaft (Schoenenb.)
Gemüsesäfte (Eden, Biotta)
Getreide (Donath)
Grüne Frischpflanzengetr. (Schoenenb.)
Hefe Hautkur (Metz)
Heidelbeer-Vollfrucht (Donath)
Heilerde (Luvos)
Herbamare (Bioforce)
Huflattichsaft (Schoenenberger)
Johanniskrautsaft (dto.)
Kartoffelsaft (dto.)
Knäckebrot (Studt, Batscheider, Wasa)
Kelpamare (Bioforce)
Knoblauchsaft (Schoenenberger)
Knoblauch Kaps. (Bioforce, Dr. Ritter)

Kürbiskerne (Granofink)
Kürbissaft (Schoenenberger)
Lebertran (Dr. Pohlmann, Bakanasan)
Leinöl (Neuköllner)
Linusit-Leinsamen (Fink)
Löwenzahnsaft (Schoenenberger)
Melissensaft (dto.)
Meerrettichdestilat (dt.)
MINAKTIV (Dr. Metz)
Mistelsaft (Schoenenberger)
Milchsaures Gemüse (Eden)
Milchsaure Gemüsesäfte (Eden, Biotta)
Molke (Heirler)
Moor-Schwebstoffbad (Neydhartinger)
Moortrinkkur (dto.)
Moor-Gesichtsmaske (dto.)
Moor-Zahnpasta (dto.)
Moor-Shampoo (dto.)
Moor-Seife (dto.)
Moor-Schwebstoffbad (Schwanberg/ÖS)
Muttersäfte (Eden, Vitaborn, Donath)
N. Olivenöl extra (Neuköllner, Vitaqu.)
Papaya force, Tabl. (Bioforce)
Papaya Vollfrucht (Donath)
Paprikasaft (Schonenberger)
Petersiliensaft (dto.)
Pilz Soja Soße (Neuköllner)
Rosmarinsaft (Schoenenberger)
Rote Bete Pulver (Schoenenberger)
Sauerkraut (Eden)
Sauerkrautsaft (Eden, Biotta)
Sauermilchprodukte (vers. Hersteller)
Schafgarbensaft (Schoenenberger)
Schwarzrettichsaft (Schoenenberger)
Selleriesaft (dto.)
Sonnenblumenöl (Vitaquell, Eden)
Spitzwegerichsaft (dto.)
Tamari-Sojasoße (Alsitan Lima)

Thymiansaft (Schoenenberger)
Ursüße (Granovita)
Weißdornsaft (Schonenberger)
Weißkohlsaft (dto.)
Weinessig, Aceto Sasso (Sasso)
Weizenkeimöl (Vitaquell, Dr. Grandel)
Weizenkeimölkapseln (Dr. Ritter, Dr. Grandel)
Weizenkleie (Dr. Kousa)
Wermutsaft (Schoenenberger)
Zinnkrautsaft (dto.)
Zwiebelsaft (Schoenenberger)

Heilmittel aus Mikroorganismen und Enzymen zur Regeneration und Symbioselenkung des Dünn- und Dickdarmes, nur in Apotheken erhältlich. Hierzu empfiehlt sich die Konsultation eines ganzheitlich orientierten Arztes oder Heilpraktikers:

Mikroorganismen:
Acidobif (Töpfer)
Acidophilus Jura (Jura)
Eugalan Forte LC (Töpfer)
Eugalan BAP (Töpfer)
Omniflora N Kaps. - Lactobacillus Acidophilus u. Bifidus (Zyma)

Enzyme:
Papayaforce Tabl. - reines Enzym Papain - (Bioforce)
Combizym Drag. - pflanzliche und pankreatische Enzyme - (Luitpold)
Luizym Tabl. - pflanzliche Enzyme - (Luitpold)

Sachwortregister

Christian Wilhelm Echter

Der neue Zeitgeist bringt eine Wende zum Positiven

Christian Wilhelm Echter (Jahrgang 1949) hat in den letzten 20 Jahren durch seine vielseitigen beruflichen Studien auf dem ganzheitlichen Heilsektor entscheidende Möglichkeiten erhalten, in allen wesentlichen Bereichen des menschlichen und zwischenmenschlichen Lebens intensiv zu forschen.
Als Heilpraktiker, Ernährungs- und Seelentherapeut sowie langjähriger Mitarbeiter im medizinischen und naturheilkundlichen Informationsdienst konnte er beruflich in Praxen, Kliniken und auf vielen Therapiekongressen im In- und Ausland ständig mit zahlreichen Ärzten, Heilpraktikern und Ernährungsexperten intensiven fachlichen Austausch pflegen. Auch die Kontakte mit dem amerikanischen Ernährungsforscher G. Fraser sind eine dankbare Bereicherung zur ganzheitlichen Erkenntnis.
So war es Echter schließlich möglich, über zwei Jahrzehnte lang konzentrierte Privatstudien durchzuführen, um hinter die Kulissen des menschlichen Daseins zu blicken und die wahren Hintergründe von Krankheiten bzw. anderweitigen Lebensproblemen gründlichst zu studieren. Er zeigt in seinen interessanten Vorträgen und Seminaren den Menschen völlig neue, realitätsbezogene und vor allem zukunftsweisende Wege zu einem wirklich gesunden und sinnerfülltem Leben. Der neue Zeitgeist, so Echter, bringt auf allen Ebenen des Lebens eine Wende zum Positiven. Er gibt den nach körperlicher und seelischer Gesundheit strebenden Menschen bisher noch nie dagewesene Möglichkeiten zur Weiterbildung, um bedeutend länger jung, vital und leistungsfähig zu bleiben.

Kostenlose Seminarinformationen über ganzheitliche (körperliche, seelische, zwischenmenschliche und ernährungsmedizinische) Weiterbildungsmöglichkeiten für bewußte Menschen und fortschrittlich orientierte Therapeuten über:

Institut für Gesundheits- und Ernährungsbildung,
Christian Wilhelm Echter
Am Anger 34, D-86316 Derching bei Augsburg

Telefax: 0821/783081

Literaturquellen

Souci, Fachmann, Kraut: Die Zusammensetzung der Lebensmittel, Nährwert-Tabellen, 1986/87, 3. revidierte und ergänzte Auflage, herausgegeben von der Deutschen Forschungsanstalt für Lebensmittelchemie, Garching bei München. Wissenschaftliche Verlags GmbH Stuttgart 1986.

G.F. Fraser: Präzision im Körper, Gesundheit bestimmt unser Leben, herausgegeben vom Studienkreis für Gesundheit und Persönlichkeitsentfaltung, Meschede 1984/92

M. Pahlow: Das große Buch der Heilpflanzen - Gesund durch die Heilkräfte der Natur, Gräfe und Unzer München 1979.

Lingen Verlag: Lexikon der Heilpflanzen, Köln 1976

Dr. med E. Schneider: Nutze die Heilkraft unserer Nahrung, herausgegeben im Auftrag des Deutschen Vereins für Gesundheitspflege e.V., Saatkorn-Verlag Hamburg 1985

Artikel "Die Zusammenstellung der Nahrung nach Hay", aus: Dr. Ludwig Walb: Die Hay'sche Trennkost, Haug Verlag Heidelberg.

J. Pachtmann: Der sichere Weg zur Gesundheit - Mayer Druck München 1987.

Dr. M. Bircher-Benner: Ordnungsgesetze des Lebens als Wegweiser zur echten Gesundheit, Bircher-Benner Verlag Bad Homburg und Zürich.

J. U. Marten: Das Nervensystem, Hippokrates Verlag GmbH, Stuttgart 1974.

Berriss/Libbert: Wörterbücher der Biologie, Pflanzenphysiologie, Gustav Fischer Verlag, Stuttgart 1985.

Dr. H. Gerhard: Medizin aus der Küche und Gewürze für Deine Gesundheit, Hippokrates Ratgeber.

S.E. Charmine: Die komplette Rohsafttherapie, Hörnemann Verlag Bonn 1985.

Dr. U. Böhmig: Heilmittel Ernährung, Verlag Orac Wien, 1985.

M.L. Kreuter: Kräuter und Gewürze aus dem eigenen Garten, BLV Verlagsgesellschaft München 1980

Sonderdruck: Therapeutischer Einsatz von Lactobazillen, 12. Jahrgang, Heft 4, Seite 118-125, Aug. 91, Hippokrates Verlag Stuttgart 1991.

G.F. Fraser: Eine intakte Bakterienflora - Grundbedingung für dauerhafte Gesundheit, Anthozyane - lebenswichtige Pflanzenfarbstoffe, herausgegeben vom Studienkreis für Gesundheit- und Persönlichkeitsenttfaltung, Meschede, 1991/92.

Artikel: Bacillus subtilis als Homöpatikum von J. Hartmann, aus Sanum Post Nr. 20-1992.

Konzepte zur erweiterten Phytotherapie: Herausgeber, Arbeitskreis für medizinische Ernährungs-Therapie, Mainz.

Informationsschrift: Olivenöl in der Ernährung , herausgegeben vom Ernährungsphysiologischen Informationsdienst Olivenöl, München 1992

Sanum-Therapie 1988, Therapie mit Mikroorganismen, herausgegeben 1988 von der wissenschaftlichen Abteilung, Fa. Sanum-Kehlbeck.

Bilder: Herzlichen Dank der Fa. Zyma (München für die Darstellung "der Magen-Darm-Kanal" sowie den Firmen Töpfer GmbH (Dietmannsried), Sanum (Hoya) Zyma und Merrell (Rüsselsheim) für das freundliche Bereitstellen von Bild- und Forschungsmaterialien über menschliche Mikroorganismen.

K.O.Schmidt: Die Religion der Bergpredigt und Seneca der Lebensmeister, Drei Eichen Verlag 1990.

G. Jampolsky: Lieben heißt die Angst verlieren, Felicitas Hübner Verlag 1979.

Die Bibel: Einheitsübersetzung - Altes und Neues Testament, Herder 1980.

K.O. Glaesel: Heilung ohne Wunder und Nebenwirkungen, Verlag Labor Glaesel Konstanz.

Mein besonderer Dank gilt auch meinem Freund Herbert, der mir selbstlos mit Rat und Tat zur Seite stand und so wesentlich zum optischen Gelingen des Buches beigetragen hat.

Zur Förderung der Fettverdauung: die Artischocke

Eine »gute«, also gesunde Leber spürt man nicht. Sie arbeitet vollautomatisch – eine große Aufgabe für das Organ, das durch ihre vielfältigen Funktionen zahlreichen Belastungen ausgesetzt ist.

Müde, schlapp und ohne Power?

Das können erste Anzeichen dafür sein, daß die Leber nicht mehr das leistet, was sie sollte. Zu häufig belasten nämlich fettes Essen, Alkohol und Umweltgifte die Leber in hohem Maße.

Die günstige Wirkung der Artischocke auf Leber und Galle ist schon seit vielen Jahrhunderten bekannt. Als wichtigster Bestandteil gilt das Cynarin, ein Bitterstoff, der die gesamten Verdauungsvorgänge anregt und der vor allem im frisch gepreßten Artischockensaft enthalten ist.

Gestörte Fettverdauung macht krank

Ist die Leber in ihrer Arbeit überfordert, produziert sie nicht mehr genügend Gallensäure; die Fettverdauung ist gestört. Die Folge:

• Völlegefühl
• Blähungen
• Verdauungsstörungen

Der Preßsaft der Artischocke ist ein natürlicher Helfer der Leber, der den Fettabbau fördert. Die Gallenbildung in den Leberzellen wird angeregt, die Ausscheidung des Gallenflusses gefördert, das Fett aus den Leberzellen gelöst.

Pflegen Sie rechtzeitig Ihr wichtigstes Entgiftungsorgan: die Leber!

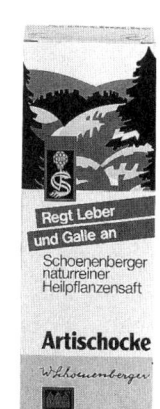

Schoenenberger naturreiner Heilpflanzensaft Artischocke: Traditionell angewendet zur Unterstützung der Verdauung, insbesondere bei Schwäche der Fettverdauung, bei Völlegefühl, zur Anregung des Gallenflusses. Gegenanzeigen: Bekannte Allergie gegen Korbblütler. Bei Verschluß der Gallenwege oder Vorhandensein von Gallensteinen nur nach Rücksprache mit dem Arzt anwenden.
Schoenenberger Pflanzensaftwerk GmbH, 71106 Magstadt

Erhältlich im Reformhaus!

Erkältungswelle!
Echinacea-Frischpflanzensaft
beugt vor

Wer kennt das nicht? Naßkalte Tage oder bereits erkrankte Menschen um einen herum erhöhen die Gefahr, Opfer eines grippalen Infektes zu werden. Gerade in Zeiten verstärkter Anfälligkeit ist unser Immunsystem gefordert.

Ein gestörtes Abwehrsystem läßt Krankheitserregern leichtes Spiel. Bekannt dafür sind Erkältungen und grippale Infekte. Ein neues und aktuelles Beispiel ist die überraschend weitverbreitete Hefepilzerkrankung (Candida albicans) im Darmbereich, für die eine geschwächte Abwehr die ideale Voraussetzung für eine beschleunigte Ausbreitung darstellt.

Das Immunsystem kräftigen!

Mit dem naturreinen Heilpflanzensaft **Echinacea** (Sonnenhut) – echt nach Apotheker Walther Schoenenberger – steht uns ein wirkungsvolles Arzneimittel zur Verfügung:

- **körpereigene Abwehrkräfte werden gestärkt**
- **Bakterien werden wirksam bekämpft und**
- **Krankheitserreger im Kein erstickt.**

Die »Immunkur«

Um die Widerstandsfähigkeit gegen Krankheiten zu stärken, ist das Thema »Vorbeugung« oberstes Gebot. **Trinken Sie täglich 4-6 Wochen lang den frischen Preßsaft des Roten Sonnenhutes: die Tagesdosis beträgt zweimal 5 ml.** Holen Sie sich die Naturmedizin ohne Alkohol rechtzeitig im Reformhaus!

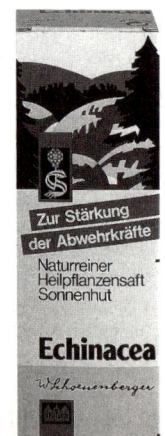

Schoenenberger naturreiner Heilpflanzensaft Sonnenhut (Echinacea): Zur unterstützenden Behandlung wiederkehrender Infekte im Bereich der Atemwege und der ableitenden Harnwege. Gegenanzeigen: Nicht anzuwenden bei fortschreitenden Systemerkrankungen wie Tuberkulose, Leukämie, rheumatisches Fieber, Multiple Sklerose (org. Nervenleiden).
Schoenenberger Pflanzensaftwerk GmbH
Mühlstraße 5-7, 71106 Magstadt

Erhältlich im Reformhaus!

Herzbeschwerden – eine Frage des Alters?

Diese Frage muß ganz klar mit nein beantwortet werden. Auch in jüngeren Jahren sind Herz-Kreislauf-Beschwerden keine Seltenheit und sollten ernst genommen werden.

Vermeiden Sie darum seelische Dauerbelastung und sorgen Sie dafür, daß Sie sich täglich genügend entspannen und erholen. Risikofaktoren für unsere »Pumpe«, deren Leistungsfähigkeit für unsere Gesundheit und damit für unser allgemeines Wohlbefinden erstrangig ist, sind auch zu viel Rauchen, zu wenig Bewegung, Übergewicht, falsche und zu fette Kost.

Bessere Herzleistung bei besserer Durchblutung

Das Wichtigste für ein gut funktionierendes Herz ist die ausreichende Sauerstoffversorgung, weil Sauerstoff für das Herz nun einmal Energielieferant Nr. 1 ist. Seit Jahrzehnten hat sich hier die regelmäßige Einnahme von frisch gepreßtem Weißdornsaft bewährt.

Weißdorn, dessen Wirkung schon über 2.000 Jahre bekannt ist, enthält Stoffe, sogenannte Flavonoide, die geradezu wie ein Akku für das Herz wirken. Flavonoide sind natürliche Pflanzenstoffe auf organischer Basis mit der Eigenschaft, daß sie die Durchlässigkeit der Körpergefäße verbessern können und damit die Durchblutung des Herzmuskels und der Herzkranzgefäße fördern.

Mehr dynamische Kraft für das Herz

Nicht ohne Grund wurde der Weißdorn schon zur Heilpflanze des Jahres gekürt. Der reine, absolut alkoholfreie Preßsaft so, wie ihn das Pflanzensaftwerk Schoenenberger aus frischen Blättern, Blüten und Früchten des einheimischen Weißdorns herstellt, hilft bei funktionellen Herzbeschwerden wie Herzklopfen, Herzdruck und Beklemmungsgefühlen. Empfehlenswert ist die Einnahme über einen längeren Zeitraum.

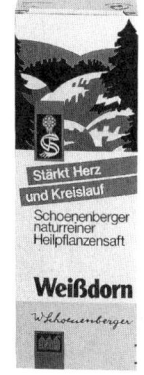

Schoenenberger naturreiner Heilpflanzensaft Weißdorn:
Zur Erhaltung der Leistungsfähigkeit des Herzens, bei leichten nervösen Störungen der Herztätigkeit, zur Kräftigung des noch nicht digitalisbedürftigen, sogenannten Altersherzens.
Schoenenberger Pflanzensaftwerk GmbH, 71106 Magstadt

Erhältlich im Reformhaus!

Journal für gesundes Leben

© Verlag Norbert Messing · Postfach 1217 · 76663 Bad Schönborn
Telefon (07253) 3718 · Telefax (07253) 33955

Zwei »Geheimrezepturen« der Natur!

Wer glaubt, er weiß genug über Vitamin C – der irrt!

Das praktische „Handbuch vom Vitamin C" zeigt Ihnen, wie Sie die geradezu wundersame dreifache Wirkung des Stoffes konkret und sofort für Ihr Wohlergehen nutzen können, wie Sie nämlich

Ihr Immunsystem nachhaltig kräftigen

(z.B. gegen innere Feinde wie Krebszellen oder äußere Eindringlinge wie Bakterien oder Viren),

sich vor gefährlichen Schadstoffen schützen und jugendliche Frische

auch in späteren Lebensjahren bewahren und Ihre geistige und körperliche Spannkraft und Flexibilität zuverlässig erhalten können.

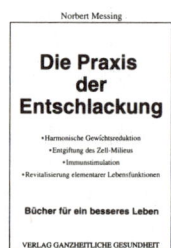

Norbert Messing

Das praktische Handbuch vom Vitamin C

Das Immunsystem nachhaltig kräftigen
Sich vor gefährlichen Schadstoffen wirksam schützen
Geistige und körperliche Spannkraft und Flexibilität zuverlässig erhalten

Verlag Ganzheitliche Gesundheit

Handbuch vom Vitamin C

Informieren Sie sich näher darüber in unserem neuen, spannend geschriebenen Ratgeber. Lernen Sie ein wirksames, hilfreiches Prinzip der Natur kennen: Die Chance, Ihren Stoffwechsel zu „ökonomisieren" und dadurch an Widerstandskraft spürbar zu gewinnen.

80 Seiten, DM 15,–

Praxis der Entschlackung

Das neue Buch behandelt ganz zentrale Fragen:
● Wie reinigen wir das Zellgewebe des Organismus und erlauben einen ungestörten Nähr- und Wirkstofftransport sowie gesunde Organfunktionen?
● Wie schaffen wir aktiv jene unerhört wichtigen Voraussetzungen, die es unserem Immunsystem erlauben, seine vielfältigen Schutzfunktionen wirkungsvoll zu entfalten?

Norbert Messing

Die Praxis der Entschlackung

• Harmonische Gewichtsreduktion
• Entgiftung des Zell-Milieus
• Immunstimulation
• Revitalisierung elementarer Lebensfunktionen

Bücher für ein besseres Leben

VERLAG GANZHEITLICHE GESUNDHEIT

80 Seiten, DM 15,–

Einiges aus dem Inhalt: Die wichtigsten Entschlackungstips. **Säfte, Kräuter, Wildpflanzen,** Heilkräuter und ihre Wirkungen. **Säure-Basen-Haushalt.** Die Bedeutung des **Chlorophylls,** Säfte-Cocktails für besondere Lebens- und Problemlagen. **Tagesprogramme** für Entschlackungskuren ... und vieles andere mehr.

Ernährung – Generalschlüssel zu den „Schatzkammern der Gesundheit"!

3. und erweiterte Auflage:

Geistig jungbleiben

Ein bekannter Ganzheitsmediziner offenbart hier das Geheimnis

- anhaltender „geistiger Jugend"

  und zeigt, wie

- Gedächtnis, Konzentration und Intelligenz dauerhaft erhalten bzw. gestärkt werden können.

Als wahre Lebenselixiere für das Nervensystem erweisen sich dabei natürliche Wirkstoffkomplexe, die auch das wirksamste Mittel darstellen, um schweren Formen der Hirnleistungsstörungen vorzubeugen (Demenz, Alzheimer Krankheit).

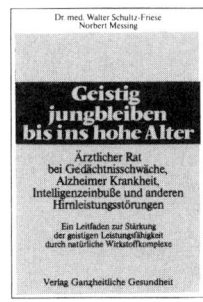

88 Seiten, DM 16,50

Soeben in 6. Auflage erschienen:

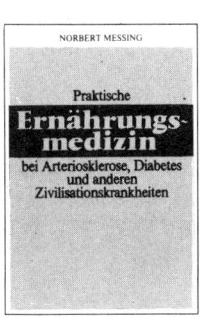

112 Seiten, DM 18,-

Praktische Ernährungsmedizin

Es gibt seit langem Beweise dafür, daß

- Herzinfarkt/Arteriosklerose
- Krebs
- Diabetes und andere Stoffwechselleiden
- sogenannte Alterserscheinungen

durch hochwertige natürliche Nahrungssubstanzen vermeidbar, beeinflußbar, ja in vielen Fällen heilbar sind!

Wie Sie dieses Wissen nutzbar machen können, erfahren Sie aus dem Ratgeber »Praktische Ernährungsmedizin«.

Bereits in 5. Auflage:

Heilen mit Bierhefe

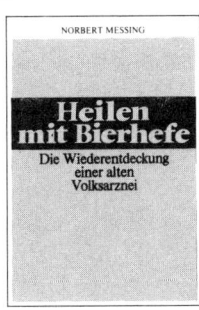

Wunderlebewesen und Wirkstoffmulti der Natur hat man sie genannt: die Bierhefe. Aus ihrem

- Reichtum an lebenswichtigen Inhaltsstoffen

erklärt es sich, warum diese Natursubstanz so vielfältige Wirkungen entfaltet, so. z.B.

- als bedeutender Träger von Schutzfaktoren gegen Umweltgifte und

64 Seiten, DM 15,-

- bei Gefäßerkrankungen (Herz, Durchblutung), Diabetes, Leberkrankheiten, Hautproblemen und sogar bei Krebs.

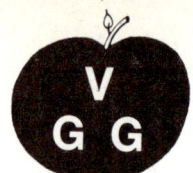

Bücher für ein besseres Leben

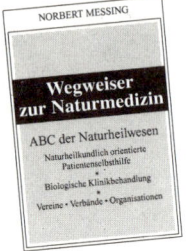 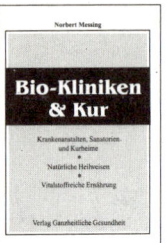 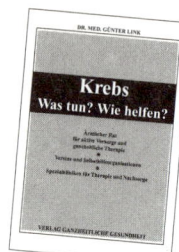

Wegweiser zur Naturmedizin

- Wie finde ich einen Ganzheitstherapeuten?
- Die erfolgreichsten „Außenseiter"-Therapien
- Patientenselbsthilfe bei Zivilisationsleiden
- Vereine und Initiativen der Naturmedizin
- Bücherschau zu Bio-Therapien und Krankheitsbildern

1. Auflage, 160 Seiten, DM 16,-

Bio-Kliniken & Kur

neu!

- Vorstellung von 300 Ganzheitskliniken und Kurheimen mit Heilanzeigen, biologischen Therapien und Kostformen
- Lexikon naturmedizinischer Fachbegriffe
- Porträts der besten Kurkonzepte (Kneipp, Schroth, Felke, Aslan u.a.)
- Situation der Kostenerstattung

3. Auflage 1994, 180 Seiten, DM 22,-

Krebs – Was tun?
Wie helfen?

- Mit erprobten Ratschlägen eines erfahrenen Facharztes
- Kontaktadressen und Anlaufstellen für Auskünfte und Selbsthilfe sowie
- einer umfassenden Aufstellung und Beschreibung von Spezialkliniken für Therapie und Nachsorge ·

60 Seiten, DM 15,-

Verlag Norbert Messing

Postfach 1217 · 76663 Bad Schönborn
Telefon (0 72 53) 37 18 · Telefax (0 72 53) 3 39 55
– Eine Bestellkarte ist beigefügt –